令和**4**年版 出題基準対応

歯科衛生士国家試験
直前マスター❶

チェックシートでカンペキ！

基礎科目

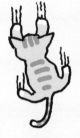

歯科衛生士
国試問題研究会 編

医歯薬出版株式会社

はじめに

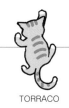

TORRACO

　歯科衛生士国家試験受験者の苦手とするのが，基礎系科目といわれています．

　この本は，基礎系科目を後回しにして直前になってもやってこなかった人や，試験の要点をもう一度確認しておきたい人など，できるだけ効率的に勉強したい人のためにつくりました．

　また，持ち歩けるように小さな判でつくりました．国家試験まで時間のあるときはいつでも復習できるように，そばに置いてください．

　そして，ぜひ，国家試験に合格して基礎の知識をしっかりもった歯科衛生士になってください．

　みなさんの健闘を祈ります．

2023年8月
歯科衛生士国試問題研究会

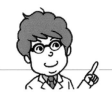

本書の使い方

1. **特徴**
   最近 5 年間の歯科衛生士国家試験を分析し，出題頻度の高い項目を図や表を用いて，簡潔にまとめました．

2. 赤字は国家試験で実際に出題された用語や，とくに大切な事項です．赤いチェックシートを使って，必ずマスターしましょう．

3. 国家試験の出題傾向を考えて★の数で重要度を示しました．★の数が多い項目は必ず取り組んでください．

   ★ ……… 出る
   ★★ …… よく出る
   ★★★ … 非常によく出る

   ★の数だけ，繰り返し，学習する方法もオススメです．

4. 好きな科目から始めてください．苦手な科目は時間がかかるので，早めに取り組みましょう．

5. 試験まではいつも持ち歩いて，暇なときに少しでも見るようにしましょう．お守り代わりになり，安心して試験に臨むことができるはずです．

[記号について]

CP … Check Point

ゴロ … ゴロアワセ

本当に大事な項目をまとめました.

★の数で重要度がひとめでわかります. 3つ星は国試にとてもよく出題される項目です. 必ず確認しましょう.

赤いシートと本書さえ持っていれば, いつでもどこでも重要ワードを覚えることができます.

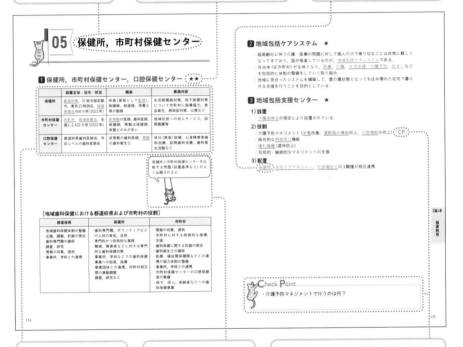

必要な情報を表でまとめているので, 比較的簡単に覚えられるはずです.

国試の傾向を知り尽くしたTORRACOからのアドバイスは必見です!

Check Pointで, 時折, 立ち止まって復習してみてください. ほかにTORRACOの"覚え方"や"ゴロアワセ"もあるので, 楽しみながら勉強してください.

歯科衛生士国家試験 直前マスター❶
チェックシートでカンペキ！ 基礎科目
令和4年版出題基準対応

1章 解剖学 ……………………………………1

4章 生化学

5章 病理学

6章 微生物学 ························137

7章 薬理学

1章

解剖学

POINT

解剖学は，歯科衛生士国家試験出題基準では「人体の構造」，「歯・口腔の構造」の2項目が含まれています．この章では「一般解剖学」と「口腔解剖学」としてまとめてあります．

「一般解剖学」は基本的知識があれば解ける問題が多いです．

「口腔解剖学」は，比較的出題の多い科目です．

神経は，脳神経のうち三叉神経・顔面神経が特に重要です．走行（どこの孔を通過するかなど）と機能を理解してください．

脈管は動脈の走行（枝分かれ）を覚えましょう．

筋肉の起始と停止は確実に覚えましょう．

骨の問題は神経の走行や筋の付着部と関連して出題されますが，顎関節も忘れずに勉強してください．

歯に関しては，異常歯の種類とFDI表示の歯の記号がよく出題されます．

近年，視覚問題の頻度が増えてきました．本書の図は必ず見ておきましょう．

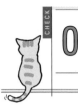

01 解剖 ①-消化器系

1 人体の構造-消化器系 ★

・口腔は消化器系の一部. 組織学でその構造も知っておこう.
・生理学・生化学など機能学を参照して全身の基本的構造の
　知識とリンクさせよう.

> 全身の解剖は範囲が
> 多いからとあきらめず
> に，口腔から少し広
> げて勉強するだけで
> ほかの科目もよくわ
> かるようになるよ.
> 咽頭や喉頭もチェッ
> クしておくにゃ.

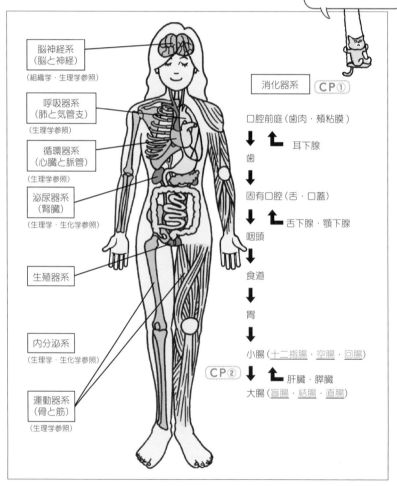

脳神経系
（脳と神経）
（組織学・生理学参照）

呼吸器系
（肺と気管支）
（生理学参照）

循環器系
（心臓と脈管）
（生理学参照）

泌尿器系
（腎臓）
（生理学・生化学参照）

生殖器系

内分泌系
（生理学・生化学参照）

運動器系
（骨と筋）
（生理学参照）

消化器系 CP①

口腔前庭（歯肉・頬粘膜）
↓　↑ 耳下腺
歯
↓
固有口腔（舌・口蓋）
↓　↑ 舌下腺・顎下腺
咽頭
↓
食道
↓
胃
↓
小腸（十二指腸・空腸・回腸）
CP② ↓　↑ 肝臓・膵臓
大腸（盲腸・結腸・直腸）

図　系と器官

2

2 消化器と消化腺 ★★

(1) **消化器**：消化管と消化腺からなる.
(2) **消化管**：<u>口腔</u>→<u>咽頭</u>→食道→胃→小腸→大腸を経て構成される.
 小腸：<u>十二指腸・空腸・回腸</u>からなる.
 大腸：<u>盲腸</u>，<u>結腸</u>（上行結腸，横行結腸，下行結腸，S状結腸），<u>直腸</u>からなる.
(3) **消化腺**：消化液を生成し，分泌する<u>唾液腺</u>，<u>膵臓</u>，<u>肝臓</u>がある.
 十二指腸：肝臓からの<u>胆汁</u>や，膵臓からの<u>膵液</u>など消化液が流れこむ（大十二指腸乳頭）.

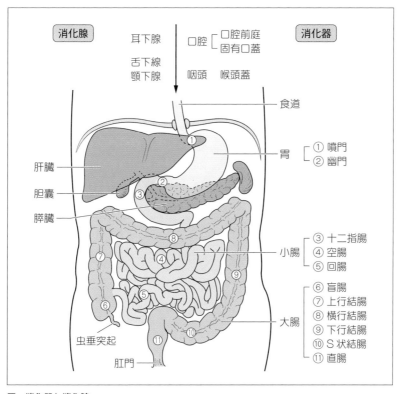

図　消化器と消化腺

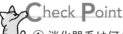

Check Point

① 消化器系は何から構成される？
② 小腸（3つ）と大腸（3つ）は何がある？

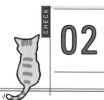

02 解剖 ②−脳神経系と呼吸器系

1 脳神経系 ★★

・神経系は，中枢神経系と末梢神経系に分類される.
・中枢神経系は脳と脊髄，末梢神経系は脳神経と脊髄神経，自律神経で構成される.
・末梢神経系のうち自律神経系は腺の分泌などに関与する.
・脳の表面の構造と機能は生理学 (p.58) 参照.

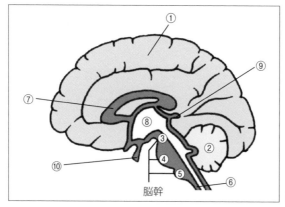

図　脳の正中断面図

(1) 終脳 (大脳半球) (①)：ヒトの精神活動や機能を司る. 左右一対ある.
(2) 小　脳 (②)：全身運動と平衡の調節を行う.
(3) 中　脳 (③)：大脳と脊髄を結ぶ伝導路.
(4) 橋 (④)：三叉神経と顔面神経の脳神経核が存在する. CP
(5) 延　髄 (⑤)：自律神経の中枢. 舌咽，迷走，舌下神経の脳神経核が存在する.
(6) 脊　髄 (⑥)：身体各部と脳をつなぐ情報伝導路.
(7) 脳　梁 (⑦)：左右の大脳皮質を連結する部分.
(8) 間　脳 (⑧)
　　・視　床：感覚伝導路の集合部
　　・視床下部：自律機能の最高中枢
(9) 松果体 (⑨)：内分泌器，メラトニンを分泌.
(10) 下垂体 (⑩)：内分泌器，下垂体ホルモンを分泌.
(11) 脳　幹：生命維持に重要な部分 (③④⑤の総称).

Check Point

橋と延髄から出る脳神経は？

1）脳

- 脳は大脳（終脳と間脳），小脳，脳幹（中脳，橋，延髄）で構成される.
- 特に脳神経核は橋（三叉，顔面神経）と延髄（舌咽，迷走，舌下神経）に存在する.
- 大脳の表層を覆っているのは皮質（灰白質），内部は髄質（白質）.

脳は神経系の中枢だよ．基本構造のほかに脳神経はどこから出るのか覚えておくにゃ.

2 呼吸器系（肺と気管支）　★

- 呼吸器系は空気の通路である.
- 呼吸器は気道（鼻腔，咽頭，喉頭，気管），肺（気管支），胸郭からなる.
- 鼻腔，咽頭，喉頭までを上気道，声門を境にそれより下方を下気道という.
- 鼻腔から入った空気は咽頭（鼻腔と咽頭，p.8参照），喉頭を経た後，気管→気管支→肺の順に流れる.
- 咽頭を通過した唾液や食物などが呼吸器系を通って肺へ侵入してしまうことを誤嚥とよぶ.

1）肺

- 肺は右が3葉，左が2葉に分かれている.
- 気管支は右が太く垂直に近い走行を示す. CP

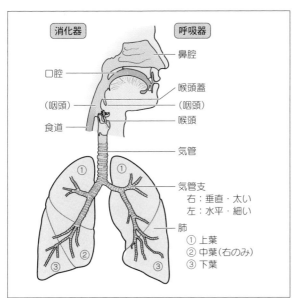

図　呼吸器系（肺と気管支）

Check Point

誤嚥性肺炎はなぜ起こる？

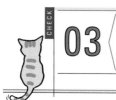

03 解剖 ③ －循環器系（心臓と脈管）

1 心臓と循環のメカニズム ★★

心臓の脈管がどこにつながっているのかをみておくと，生理学が理解しやすくなるにゃ．

・循環器系は心臓と動脈，静脈，毛細血管からなる血管系とリンパ系で構成される．
・心筋は不随意筋で，筋線維は縞模様をもつ横紋筋に属する．

1）体循環

・体循環は心臓の左心室から全身へ動脈血（酸素化血）を送り，静脈血（脱酸素化血）を右心房に戻す．
・心臓の左心室から出た血液は上行大動脈を経て大動脈弓より総頸動脈へと流れた後，外頸動脈を経て顎顔面部に流れる．

2）小循環（肺循環）

・小循環（肺循環）は，末梢から右心室を経て肺へ送られた静脈血（脱酸素化血）がガス交換を行った後，左心房に戻る．

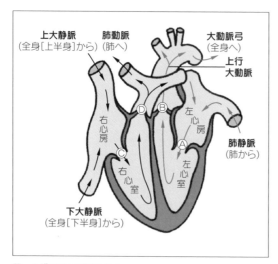

図　心臓からの血液の流れ

［心臓の弁］
Ⓐ僧帽弁
Ⓑ大動脈弁
Ⓒ三尖弁
Ⓓ肺動脈弁

3）心臓からの血液の流れ

①左心室から出る（上行大動脈→大動脈弓→全身）
②右心房に入る（全身→上・下大静脈→三尖弁→右心室）
③右心室から出る（肺動脈→肺）
④左心房から入る（肺→肺静脈→僧帽弁→左心室）
＊心房と心室は交通しており，<u>弁</u>があるので血液は逆流しない.

2 頭頸部への循環（大動脈弓〜頸動脈）　★★

・心臓の役割は，体内の血液を絶えず一定方向に流すこと.

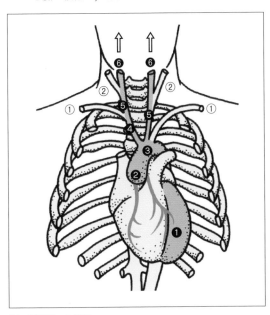

図　頭頸部への循環

心臓から口腔までの動脈の道筋を確認しよう．一度，目を通したら，外頸動脈の分布領域をしっかりと覚えるにゃ.

［頭頸部への血液の流れ］

❻外頸動脈
❺総頸動脈
❹腕頭動脈（右側のみ）CP
❸大動脈弓
❷上行大動脈
❶左心室

①鎖骨下動脈→上肢へ
②内頸動脈→脳へ

Check Point

心臓から顎顔面への血液の流れは？

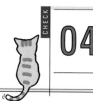

04 解剖 ④-鼻腔と咽頭

1 鼻腔と咽頭 ★★

- 咽頭は食物の通り道である<u>消化器</u>と，空気の通り道である<u>呼吸器</u>が交差する部位である．**CP**
- 鼻腔は上・中・下，3つの鼻甲介で仕切られる．鼻道は鼻腔と交通する<u>副鼻腔</u>の孔や，耳管と交通する耳管咽頭口（孔）が開いている．この後方を<u>後鼻孔</u>といい，咽頭につながる．
- 嚥下に必要な構造として軟口蓋と喉頭蓋があげられる．

摂食嚥下に関わる重要な器官なので咽頭の構造と働きを食物の流れで理解するにゃ．

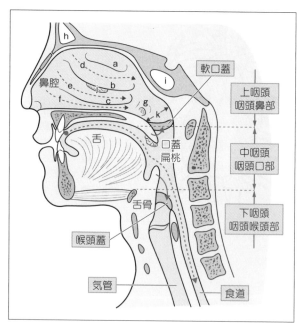

図 頭頸部の断面図

Check Point

消化器系でも呼吸器系でもある器官は？

1) 鼻腔
- 鼻甲介 (a：上, b：中, c：下鼻甲介)
- 鼻　道 (d：上, e：中, f：下鼻道)
- 副鼻腔 (h：前頭骨洞, i：蝶形骨洞, j：半月裂孔・上顎洞との交通部)
- 耳管咽頭口 (g：耳管との交通部)
- 後鼻孔 (k：鼻腔の最後端)

2) 咽頭
- 上咽頭 (咽頭鼻部)：後鼻孔～軟口蓋
- 中咽頭 (咽頭口部)：軟口蓋～喉頭蓋 (舌骨の高さ)
    ➡空気と食物が交差
- 下咽頭 (咽頭喉頭部)：喉頭蓋 (舌骨の高さ) ～食道上端
    ➡食塊の通過時には軟口蓋と喉頭蓋が閉鎖

3) 喉頭
- 呼吸と発声

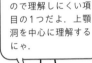

異物が食道に入ると誤飲(胃)，気管(肺)に入ると誤嚥だよ.

2 副鼻腔　★

- 鼻腔と交通している骨 (含気骨) 内の空洞をさす.
- 上顎洞は上顎骨体内に存在し，副鼻腔の中で最も体積が大きい.
- 上顎洞裂孔で鼻腔と交通する (粘膜に覆われると半月裂孔とよばれる).
- 歯根尖が洞内に突出していることがあり，歯性上顎洞炎を起こすことがある.

副鼻腔は骨中にあるので理解しにくい項目の1つだよ. 上顎洞を中心に理解するにゃ.

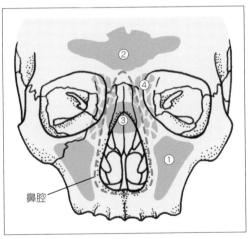

鼻腔

図　鼻腔

[副鼻腔] (図の①～④) CP
- 上顎洞 (①)
- 前頭洞 (②)
- 蝶形骨洞 (③)
- 篩骨洞 (篩骨蜂巣) (④)

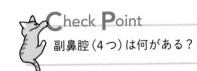

Check Point
副鼻腔 (4つ) は何がある？

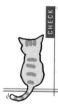

骨 ①-頭蓋骨

1 頭蓋骨と脳神経 ★★★

・頭蓋骨は15種23個の骨から構成される.
・脳を入れる<u>脳頭蓋</u>と，顎顔面を構成する<u>顔面頭蓋</u>の2つに分けられる.
・頭蓋の下面の内頭蓋底の小孔から脳神経，内頸動脈，内頸静脈が通る.
・脳神経12対のうち，三叉神経は<u>蝶形骨</u>（ CP① ），顔面神経は<u>側頭骨</u>の孔を通っている.
・頸部に分布する舌咽神経，迷走神経，副神経は<u>頸静脈孔</u>にまとまって走行している.

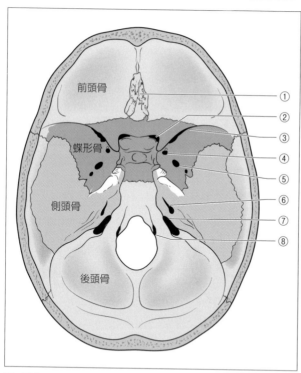

内頭蓋底は蝶形骨と側頭骨を中心に，孔と神経はセットで覚えるにゃ.

図　頭蓋骨内面（内頭蓋底）

孔の名称	骨名	(No.) 脳神経	機能
①篩骨篩板	篩骨	(Ⅰ) 嗅神経	嗅覚
②視神経管	蝶形骨	(Ⅱ) 視神経	視覚
③上眼窩裂		(Ⅲ) 動眼神経	※
		(Ⅳ) 滑車神経	※
		(V₁) 眼神経	(V₁) 前額部の知覚
		(Ⅵ) 外転神経	※
④正円孔	蝶形骨	(V₂) 上顎神経	上顎歯の知覚，頬口唇上部の知覚
⑤卵円孔	蝶形骨	(V₃) 下顎神経	下顎歯の知覚，頬口唇下部の知覚，咀嚼筋と舌骨上筋などの運動，舌前2/3の知覚
⑥内耳孔	側頭骨	(Ⅶ) 顔面神経	表情筋と舌骨上筋などの運動，味覚 (舌前2/3)，顎下腺・舌下腺・涙腺の分泌
		(Ⅷ) 内耳神経	聴覚・平衡覚
⑦頸静脈孔		(Ⅸ) 舌咽神経	嚥下 (咽頭神経叢)，耳下腺の分泌，知覚と味覚 (舌後1/3)
		(Ⅹ) 迷走神経	発声 (喉頭筋の運動)，嚥下 (咽頭神経叢)，内臓の調節
		(Ⅺ) 副神経	胸鎖乳突筋・僧帽筋の運動
⑧舌下神経管	後頭骨	(Ⅻ) 舌下神経	舌運動

※ (Ⅲ)，(Ⅳ)，(Ⅵ) は主に眼球運動に関わる．(V₁,₂,₃) は三叉神経の3つの枝．

2 縫合と泉門 ★

・頭蓋冠は縫合により結合し，乳児ではその間に泉門が存在する．
・脳頭蓋の骨と骨の接合部を縫合とよぶ．
・乳幼児の縫合間の空隙は泉門とよぶ．

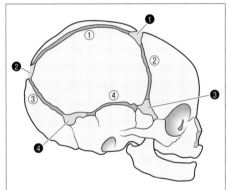

①	矢状縫合	頭頂骨-頭頂骨
②	冠状縫合	前頭骨-頭頂骨
③	ラムダ (人字) 縫合	頭頂骨-後頭骨
④	鱗状縫合	蝶形骨-側頭骨
❶	大泉門	冠状縫合-矢状縫合 CP②
❷	小泉門	矢状縫合-ラムダ縫合
❸	前側頭泉門	冠状縫合の外側端
❹	後側頭泉門	ラムダ縫合の外側端

図 縫合と泉門

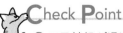

Check Point

① 三叉神経が通過する骨は？
② 冠状縫合と矢状縫合の間隙は？

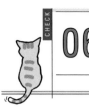

骨 ②－上顎骨

1 上顎骨 ★★

- ・上顎骨は顔面頭蓋の左右一対の骨で，上顎体と4つの突起（前頭突起，頬骨突起，歯槽突起，口蓋突起）で構成される．
- ・上顎骨は，上顎洞を含む含気骨である．
- ・上顎骨に分布する神経は上顎神経の枝．
- ・歯と骨に分布する眼窩下神経と動脈は眼窩下孔から表層に出る． CP①
- ・口蓋に分布する大口蓋神経と動脈は大口蓋管，鼻口蓋神経と動脈は切歯管を通過する（p.17）．

> 通過する神経と動脈も一緒に覚えるにゃ.

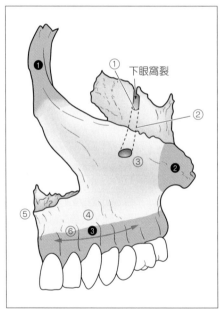

図 上顎骨前面
①眼窩下溝
②眼窩下管
③眼窩下孔
④犬歯窩
⑤前鼻棘：上顎骨の最前方点
⑥歯槽隆起：歯根の膨らみ

（図中）下眼窩裂

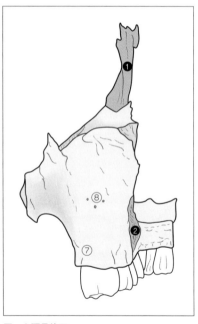

図 上顎骨後面
⑦上顎結節：臼歯遠心部の膨らみ
⑧歯槽孔：後上歯槽枝・動脈の通過孔 CP②

1）上顎洞

　・副鼻腔の項（p.9）参照.

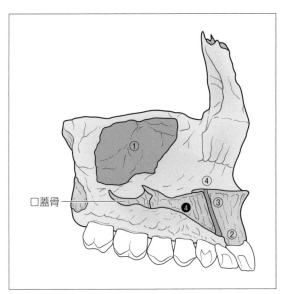

図　上顎骨内面
①上顎洞裂孔：鼻腔と交通する孔
②切歯窩
③切歯管
④切歯孔

2）上顎骨の突起

　・上顎骨体から出る4つの突起
　　❶前頭突起
　　❷頬骨突起
　　❸歯槽突起
　　❹口蓋突起

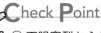

Check **P**oint
　① 下眼窩裂から入った眼窩下神経の通過する孔は？（左図①②③）
　② 上顎大臼歯に分布する動脈，神経の通過する孔は？

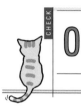

07 骨 ③−下顎骨

1 下顎骨 ★★★

・下顎骨の水平部分は<u>下顎体</u>，垂直部分は<u>下顎枝</u>とよぶ.
・下顎骨に空いている孔は，下顎枝内面の<u>下顎孔</u>と下顎体外面の<u>オトガイ孔</u>である.
・下顎枝には<u>咀嚼筋</u>が付着する（停止部）.
・茎突舌骨筋を除く舌骨上筋が下顎体内面に付着する.
・咀嚼筋付着部❶❷❸❹
・舌骨上筋付着部①②③

> 骨の構造と付着する
> 筋を関連させて，図
> や写真とリンクさせ
> て理解するにゃ

1) 下顎枝

・上前方に三角形の筋突起，後方に楕円形の関節突起が存在する.
・関節突起最上方の下顎頭は側頭骨に対合し，顎関節をつくる.
・下顎枝内面に下顎孔，下顎体外面にオトガイ孔が存在し，両者は下顎管で結ばれている.
・<u>筋突起</u>　❶：下顎枝上前方の三角形の結節
　　　　　　　　側頭筋が付着する.
・関節突起 (1)：側頭骨と顎関節を構成する.
・下顎頭　(2)：下顎枝後上方の球状の結節
・下顎頸　(3)：下顎頭下部の骨狭窄部
・下顎切痕 (4)：筋突起と関節突起間の凹彎部
・<u>翼突筋窩</u> ❷：外側翼突筋が付着する.

2) 下顎骨外面

・<u>咬筋粗面</u>❸：咬筋が付着する
・オトガイ隆起 (5)：オトガイ中央にある膨らみ
・オトガイ結節 (6)：オトガイ底部左右にある膨らみ
・オトガイ孔 (7)：下顎第二小臼歯根尖部に位置する孔

Check Point

① 咀嚼筋が付着（停止）するのはどこ？

② 下顎骨内面に付着する筋は？

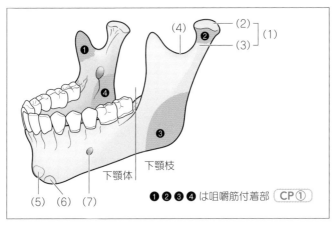

下顎枝

下顎体

(5) (6) (7)

❶❷❸❹は咀嚼筋付着部 CP①

図 下顎骨外面

3）下顎骨内面 CP②

- 顎舌骨筋線①：顎舌骨筋が付着する
- 二腹筋窩②：顎二腹筋前腹が付着する
- オトガイ棘③：オトガイ舌骨筋が付着する
- 顎下腺窩 (1)：顎下腺が存在するくぼみ
- 舌下腺窩 (2)：舌下腺が存在するくぼみ
- 下顎孔 (3)：下歯槽神経・動脈が通過する
- 下顎小舌 (4)：下顎孔前縁の小突起
- 顎舌骨筋神経溝 (5)：顎舌骨筋神経が走行する溝
- 翼突筋粗面❹：内側翼突筋が付着する

- 下顎管：下顎孔とオトガイ孔を結ぶ下顎骨内の管

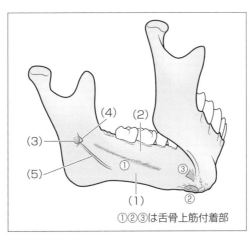

①②③は舌骨上筋付着部

図 下顎骨内面

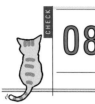

08 骨 ④-顔面骨と口蓋の孔

1 顔面骨の孔 ★★★

・頭蓋骨外面には三叉神経と顔面神経が通過する孔が存在する.
・<u>眼窩上孔</u>, <u>眼窩下孔</u>, <u>オトガイ孔</u>から三叉神経が通過する. CP①
・顔面神経管を通って茎乳突孔から, 顔面神経は表面に出る.
・口蓋骨は上顎骨後方の骨で, 垂直板と水平板からなる.

> 骨表面にある孔は, 右の表を使って通過する神経血管と一緒に覚えるにゃ. 内頭蓋底の孔から経路を追えばカンペキ!

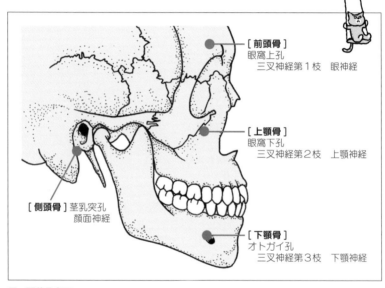

[前頭骨]
眼窩上孔
三叉神経第1枝　眼神経

[上顎骨]
眼窩下孔
三叉神経第2枝　上顎神経

[側頭骨] 茎乳突孔
顔面神経

[下顎骨]
オトガイ孔
三叉神経第3枝　下顎神経

図　頭蓋骨表面

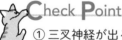

Check Point

① 三叉神経が出る孔は？（3つ）

② 硬口蓋の粘膜に分布する神経は？（2つ）

顔面骨に存在する孔

骨	孔	神経	動脈
上顎骨	眼窩下孔	眼窩下神経 (三叉〜上顎神経)	眼窩下動脈
	切歯窩 (孔)	鼻口蓋神経	鼻口蓋動脈
	歯槽孔	後上歯槽枝	後上歯槽動脈
下顎骨	下顎孔	下歯槽神経 (三叉〜下顎神経)	下歯槽動脈
	オトガイ孔	オトガイ神経	オトガイ動脈
口蓋骨	大口蓋孔	大口蓋神経	大口蓋動脈
	小口蓋孔	小口蓋神経	小口蓋動脈
側頭骨	茎乳突孔	顔面神経	
前頭骨	眼窩上孔	眼窩上神経 (三叉〜眼神経)	

2 硬口蓋 (骨口蓋) の孔 ★

・硬口蓋は上顎骨と口蓋骨からなる.
・切歯窩から出た動脈と神経は硬口蓋上で前歯部に分布する.
・大口蓋孔から出た動脈・神経は硬口蓋上で臼歯部に分布する. CP②
・小口蓋孔から出た動脈・神経は軟口蓋に分布する.

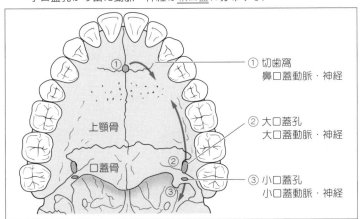

① 切歯窩
　鼻口蓋動脈・神経

② 大口蓋孔
　大口蓋動脈・神経

③ 小口蓋孔
　小口蓋動脈・神経

上顎骨

口蓋骨

図　硬口蓋

3 翼口蓋窩の孔 ★

・翼口蓋窩は前方が上顎骨,後方が蝶形骨,内方が口蓋骨からなる.
・翼口蓋窩には上顎に分布する神経が集中する.
・上顎や口蓋に分布する神経と動脈が分岐する交通の要所である.

1. 卵円孔 ————— 下顎神経 (p.10⑤)
2. 下眼窩裂 ————— 眼窩下神経・動脈
3. 歯槽孔 ————— 後上歯槽枝・動脈 (p.12⑧)
4. 蝶口蓋孔 ————— 後鼻枝・蝶口蓋神経
5. 翼突管 ————— 翼突管神経・動脈
6. 大口蓋管 ————— 下行口蓋動脈,大・小口蓋神経

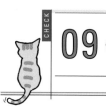

頭頸部の筋

1 咀嚼筋 ★★★

・頭蓋骨から起こり，下顎骨につき咀嚼（下顎運動）に関与する． CP①
・主に閉口運動（下顎骨の挙上）に関わる4つの筋.
　①咬筋：閉口運動に働く　②側頭筋：閉口（後部は後退）運動に働く
　③内側翼突筋：閉口運動に働く　④外側翼突筋：前進・側方運動に働く（副次的に開口）

筋の名称		起始		停止	作用	支配神経
咀嚼筋	咬筋 (①)	頬骨 側頭骨	頬骨弓	下顎骨	閉口 （側頭筋の後部は後退）	下顎神経 （三叉神経）
	側頭筋 (②)	側頭骨 頭頂骨 前頭骨 蝶形骨	側頭窩			
	内側翼突筋 (③)	蝶形骨	翼状突起・翼突窩	翼突筋粗面		
	外側翼突筋 (④)		側頭下面	翼突筋窩	前進（両側） 側方（片側）	
			翼状突起・外側板			

※停止欄：咬筋→咬筋粗面，側頭筋→筋突起

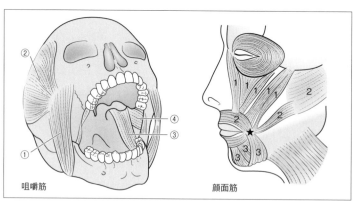

咀嚼筋　　　　　　　　　　　　顔面筋

図　咀嚼筋と顔面筋

Check Point

① 咀嚼筋は何がある？（4つ）

② 舌骨上筋は何がある？（4つ）

2 舌骨上筋 ★★★

・頸部の筋は舌骨に付着し，その上方にある舌骨上筋群と，下方にある舌骨下筋群に分けられる．
・主に開口運動に関わる4つの筋．ＣＰ②

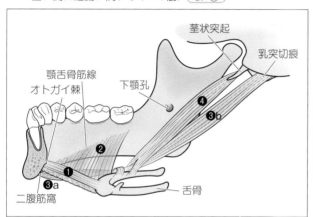

❶オトガイ舌骨筋
❷顎舌骨筋
❸顎二腹筋・前腹 (a)，
　顎二腹筋・後腹 (b)
❹茎突舌骨筋

顔面筋(特に口輪筋・頬筋)で摂食，咀嚼筋と舌骨上筋群で咀嚼，舌と咽頭の筋で嚥下を行うメカニズムを理解するにゃ．

図　舌骨上筋

	筋の名称		起始	停止	作用	支配神経
舌骨上筋群	オトガイ舌骨筋 (❶)		下顎骨	オトガイ棘	開　口	舌下神経
	顎舌骨筋 (❷)			顎舌骨筋線		下顎神経（三叉神経）
	顎二腹筋 (❸)	前腹 (a)		二腹筋窩	舌骨	
		後腹 (b)	側頭骨	乳突切痕		顔面神経
	茎突舌骨筋 (❹)			茎状突起		(開口)

3 顔面筋（表情筋） ★

・頭蓋骨から起こって皮膚に付くので皮筋とよばれ，顔の表情をつくる．

[付着位置と作用] (左図)

(1) 口裂を上方に引く ――――― 笑顔をつくる
(2) 口裂を側方に引く ――――― 口裂を閉鎖，突出させる
(3) 口裂を下方に引く ――――― 泣き顔，不平不満顔をつくる
★モダイオラス (口角結節) ――― 顔面筋が収束する点

	筋の名称					作用	支配神経
1. 口裂上方の筋	大頬骨筋	小頬骨筋	上唇挙筋	上唇鼻翼挙筋	口角挙筋	口角・口唇を上方へ引く（笑いの表情）	顔面神経
2. 口裂側方の筋	笑筋 頬筋 口輪筋					えくぼをつくる 頬を歯列に圧迫する 口裂の閉鎖・突出	
3. 口裂下方の筋	口角下制筋	下唇下制筋	オトガイ筋			口角・口唇を下方に引く（怒りの表情）	

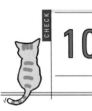

10 脳神経 ①-三叉神経

1 三叉神経（脳神経第Ⅴ枝） ★★★

※図中の番号と照らし合わせて覚えよう
- 三叉神経は脳神経第5番目の枝で脳神経のうちで最も太い神経である.
- 橋で起こり，三叉神経節を経て3本の枝が出る.

1）第1枝：眼神経
- 眼神経は涙腺と前頭部に分布する.
- 前頭部皮膚の知覚を支配する.
- (1) **機能**：感覚（知覚）
- (2) **経過**：上眼窩裂→眼窩上孔

2）第2枝：上顎神経
- 上顎神経は上顎の骨と歯に分布する.
- 上顎歯や歯肉・頬部皮膚の知覚を支配する.
- (1) **機能**：感覚（知覚）
- (2) **経過**：正円孔→下眼窩裂→眼窩下孔
　　　　　翼口蓋窩→口蓋の孔へ
- (1) **頬骨神経**：頬骨部皮膚を支配する.
- (2) **翼口蓋神経**
  - ❶大口蓋神経：硬口蓋粘膜を支配する.（p.17参照）
  - ❷小口蓋神経：軟口蓋粘膜を支配する.
  - ❸鼻口蓋神経：後鼻枝を経由して切歯部口蓋粘膜を支配する.
- (3) **眼窩下神経**：上顎骨，歯，上唇，下眼瞼皮膚を支配する.
  - **上歯神経叢** `CP①`
    - ①後上歯槽枝：大臼歯，頬側歯肉を支配する.（歯槽孔を通る）
    - ②中上歯槽枝：小臼歯，頬側歯肉を支配する.
    - ③前上歯槽枝：前歯，唇側歯肉を支配する.

> 三叉神経は歯や口腔の痛み（知覚）を感じる神経だよ．下顎神経は咀嚼筋などを動かす運動神経も含まれているにゃ．

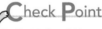

Check Point

① 眼窩下神経から歯に分布するのは？（3つ）

② 下顎神経の主な働きは？（感覚・運動）

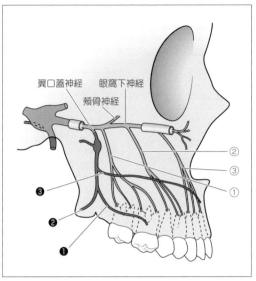

下顎神経は歯科領域に重要な筋の運動神経を含んでいるよ. 下顎神経の支配する筋は, 咀嚼筋4つすべて, 舌骨上筋のうち2つ (顎舌骨筋と顎二腹筋・前腹), そして, 口蓋帆張筋などがあるにゃ.

図　上顎神経

3) 第3枝：下顎神経

- ・下顎神経 (混合性：知覚＋運動) は下顎骨と歯, 咀嚼筋に分布する. CP②
- ・下顎の歯や歯肉・頬部皮膚の知覚に加えて, 咀嚼筋などの運動を支配する混合性の神経.
- **(1) 機能**：感覚 (知覚), 運動
- **(2) 経過**：下顎孔→下顎管→オトガイ孔

❶咀嚼筋枝 〔運動神経：深側頭神経 (a), 咬筋神経 (b), 内側翼突筋神経, 外側翼突筋神経〕

②頬神経：頬粘膜を支配する.

・耳介側頭神経：側頭部皮膚を支配する.

③舌神経：舌前2/3の感覚 (知覚)

❺顎舌骨筋枝：顎舌骨筋, 顎二腹筋の運動

④下歯槽神経：歯と歯肉を支配する.

⑤オトガイ神経：オトガイ部と下唇を支配する.

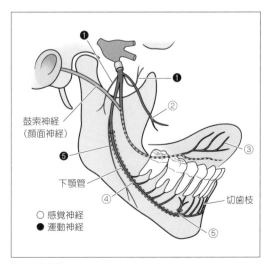

鼓索神経 (顔面神経)

下顎管

○ 感覚神経
● 運動神経

切歯枝

図　下顎神経

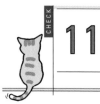

11 脳神経 ②
−顔面，舌咽，迷走，舌下神経

1 顔面神経（脳神経第Ⅶ枝） ★★

・顔面神経は第7番目の脳神経である．
・耳下腺内で耳下腺神経叢となり顔面筋（表情筋）に分布する．顔面神経管内で分岐した鼓索神経は舌神経の中に入り，舌前2/3の味覚線維と分泌線維を顎下腺と舌下腺に分布する．

(1) **機能**：混合神経〔運動線維・感覚（味覚）・分泌（副交感）〕
(2) **経過**：内耳孔→顔面神経管→<u>茎乳突孔</u>
① 大錐体神経：涙腺の分泌
② アブミ骨筋神経
③ <u>鼓索神経</u>：舌前2/3の味覚，顎下腺・舌下腺の分泌 (p.36参照)
④ 二腹筋枝：顎二腹筋後腹 (a)，茎突舌骨筋 (b)
⑤ <u>耳下腺神経叢</u>（顔面神経末梢枝）：表情筋の運動 CP①
　側頭枝 (a)，頬骨枝 (b)，頬筋枝 (c)，下顎縁枝 (d)，頸枝 (e)

「顔面神経は表情を
つくる神経，舌咽神
経は嚥下，迷走神経
は発声，舌下神経は
舌を動かす神経」こ
れが大原則．

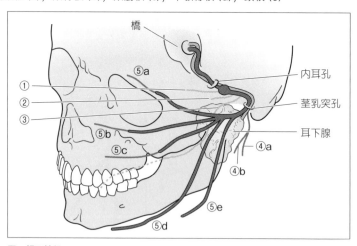

図　顔面神経

Check Point

① 顔面神経が支配する筋は？

② 嚥下に関わる神経は？（2つ）

2 舌咽神経（脳神経第IX枝）　★★

・舌根と咽頭に分布する.
・舌咽神経と迷走神経は，摂食嚥下の神経である. CP②
・味覚や唾液分泌にも関わる.
(1) 機能：混合神経〔運動・感覚（知覚，味覚）・分泌（副交感）〕
(2) 経過：頸静脈孔
・小錐体神経：耳下腺の分泌
・咽頭枝：咽頭神経叢（迷走神経と共同）
・舌枝：舌後1/3の知覚と味覚
・扁桃枝：口峡部　感覚（知覚）

3 迷走神経（脳神経第X枝）　★

・摂食嚥下と発声の神経である. CP③
・胸腹部にも分布する.
(1) 機能：混合神経〔運動・感覚（知覚）・分泌（副交感）〕
(2) 経過：頸静脈孔
・咽頭枝：咽頭神経叢（舌咽神経と共同）
・反回神経：喉頭筋（発声）

4 舌下神経（脳神経第XII枝）　★★

・舌下神経は舌運動に関与する純運動性神経である. CP④
(1) 機能：運動
(2) 経過：舌下神経管
・舌筋とオトガイ舌骨筋（p.34参照）

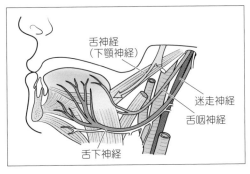

図　舌咽神経，迷走神経，
舌下神経

Check Point

③ 発声に関わる神経は？
④ 純運動性神経は？

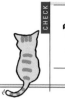

頭頸部の血管

· 外頸動脈の枝の中で顎顔面に向かう枝は，上甲状腺動脈，舌動脈，顔面動脈，顎動脈，浅側頭動脈の5つある．
· 特に顎動脈は上下の歯に分布する動脈なので，分岐を細かく覚えること．

1 外頸動脈の枝　★★

· 外頸動脈から分岐する枝は8本あるが，顎顔面にはそのうち5本（①～⑤）が分布する．
· 上甲状腺動脈が甲状腺へ，舌動脈は舌と舌下部，顔面動脈は下顎角部で分岐し顔面表層へ，顎動脈は顎関節周囲で分岐し，上下顎骨へと分岐する．
· 側頭部に分布する浅側頭動脈と顎動脈をあわせて終枝とよぶ．

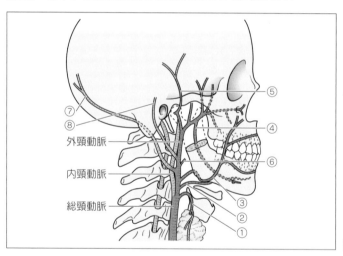

図　外頸動脈

［外頸動脈の枝］ CP

⑤浅側頭動脈（終枝）
④顎動脈（終枝）
③顔面動脈
②舌動脈
①上甲状腺動脈

⑧上行咽頭動脈
⑦後頭動脈
⑥後耳介動脈

矢印は心臓から上にあがっていることを示している．

Check Point

顎顔面に分布する外頸動脈の枝は？（5つ）

2 舌動脈 ★

・舌と舌下部に分布する動脈.
　①舌深動脈：舌中心部に分布する.
　②舌背枝：舌背表層に分布する.
　③舌下動脈：舌下面に分布する.

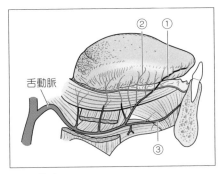

図　舌動脈

[歯周組織への分布]：外頸動脈から歯周組織・歯髄への血液経路 (p.27 参照)

　・外頸動脈から顎動脈を経て，歯周組織・歯髄へ到る.

(1) 上顎：眼窩下動脈—後上歯槽動脈—前上歯槽動脈 (上顎骨・歯)

　　　　　下行口蓋動脈—大口蓋動脈 (臼歯部舌側歯肉・口蓋粘膜)

　　　　　蝶口蓋動脈—鼻口蓋動脈 (前歯部舌側歯肉・口蓋粘膜)

(2) 下顎：下歯槽動脈 (図)—オトガイ動脈 (骨・歯，下唇皮膚)

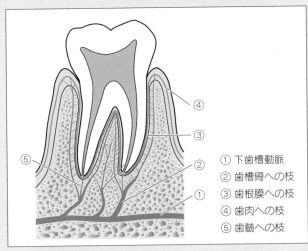

① 下歯槽動脈
② 歯槽骨への枝
③ 歯根膜への枝
④ 歯肉への枝
⑤ 歯髄への枝

図　歯周組織の血管 (下顎)

3 顔面動脈 ★★

・顎顔面表層を走る動脈.
・口唇や顎下部に分布する.
・下顎角付近で表層に出現し,口角から<u>上唇動脈</u>,<u>下唇動脈</u>,眼角動脈が分布する.その間下方にオトガイ下動脈を分岐する.

顔面動脈と顎動脈の枝を覚えよう.似ている名前の血管を区別できると正答率が上がるにゃ.

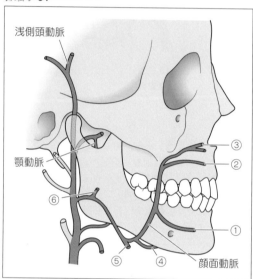

図 顔面動脈
①下唇動脈:下唇に分布する. CP①
②上唇動脈:上唇に分布する.
③眼角動脈と鼻背枝
④オトガイ下動脈:顎下部,舌下腺に分布する.
⑤腺枝:顎下腺に分布する.
⑥上行口蓋動脈:軟口蓋に分布する.
このほかに表情筋に分布する枝などがある.

Check Point

① 口唇に分布する動脈は?(2つ)
② 上顎歯に分布する動脈は?(2つ)

4 顎動脈 ★★★

- ・顎顔面深層を走る動脈.
- ・顎関節付近から下顎枝内面を前走し,咀嚼筋や上下顎の骨,歯に分布する.

1) 下顎枝部で分岐

(1) 下顎骨,歯に分布する枝

- ・下歯槽動脈①:下顎骨・歯(歯周組織と歯髄)に分布する.
- ・オトガイ動脈②:下唇部軟組織に分布する.

2) 翼突筋部で分岐

(1) 咀嚼筋(③)と頬筋に分布する枝

- ・深側頭動脈:側頭筋に分布する.
- ・咬筋動脈:咬筋に分布する.
- ・翼突筋枝:内側・外側翼突筋に分布する.
- ・頬動脈:頬筋に分布する.

3) 翼口蓋部で分岐

(1) 上顎骨に分布する枝

- ・眼窩下動脈④:上顎骨を経て頬部軟組織に分布する.
- ・後上歯槽動脈⑤:上顎骨,上顎臼歯部に分布する. CP②
- ・前上歯槽動脈⑥:上顎骨,上顎前歯部に分布する.

(2) 口蓋に分布する枝

- ・下行口蓋動脈⑦:大口蓋・小口蓋動脈へ至る.
- ・大口蓋動脈:上顎臼歯部口蓋・歯肉粘膜に分布する.
- ・小口蓋動脈:軟口蓋粘膜を走行する.
- ・蝶口蓋動脈:鼻口蓋動脈へ至る.
- ・鼻口蓋動脈:上顎前歯部口蓋・歯肉粘膜に分布する.

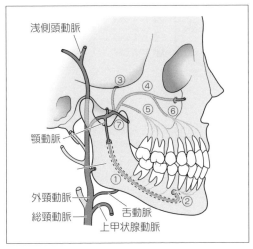

図 顎動脈

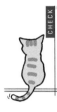

13 顎関節

1 顎関節 ★★★

・下顎骨と側頭骨の間の関節である． CP①
・骨部は下顎骨の下顎頭，側頭骨の下顎窩と関節結節で構成される．
・下顎頭と下顎窩の間には関節円板が存在し，その上下のスペースを関節腔とよぶ．
 CP②
・顎関節の表面は，強い咬合力に対応するため硝子軟骨の上を強靭な線維組織が覆っている．

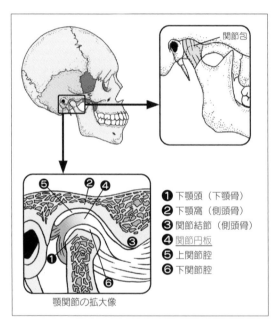

関節包

❶ 下顎頭（下顎骨）
❷ 下顎窩（側頭骨）
❸ 関節結節（側頭骨）
❹ 関節円板
❺ 上関節腔
❻ 下関節腔

顎関節の拡大像

図　顎関節

・関節円板は硬い線維板からなり，前方は外側翼突筋と結合している．
・関節包内部の滑膜が滑液を産生し，関節の動きをスムーズにする．

Check Point

① 顎関節を構成する骨は？（2つ）
② 上下関節腔の間に存在するのは？

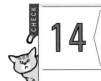
14 歯列と咬合

1 大臼歯の主な特徴と鑑別法 ★★★

1）咬頭と咬合面

- ・上顎第一大臼歯は4咬頭
- ・下顎第一大臼歯は5咬頭
- ・下顎第一大臼歯の咬合面の溝はドリオピテクス型（Y型）を呈する．CP

2）歯根

- ・上顎大臼歯は3根
- ・下顎大臼歯は2根（p.31参照）

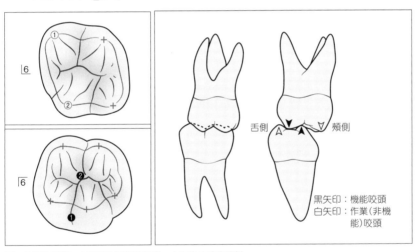

舌側　頰側

黒矢印：機能咬頭
白矢印：作業（非機能）咬頭

図　上顎左側第一大臼歯と下顎左側第一大臼歯の咬合関係

2 大臼歯の咬合関係 ★

- ・上顎第一大臼歯の近心頰側咬頭（①）は，下顎第一大臼歯の頰面溝（❶）と一致する．
- ・上顎第一大臼歯の近心舌側咬頭（②）は，下顎第一大臼歯の中心窩（❷）に咬合する．
- ・食物を粉砕する機能咬頭（▲）と，食塊を口腔内に押し出す作業咬頭（非機能）（△）がある．

Check Point

ドリオピテクス型を有する歯は？

15 歯

- ・ヒトの歯は前歯部と臼歯部で異なった形態を有する異形歯性である.
- ・一生のうち1回生え替わる<u>二生歯性</u>を有する.
- ・ヒトの場合,乳歯は永久歯の萌出に先立ち脱落してしまうので脱落歯ともよばれる.

1 歯式と歯の記号 ★★★

1)歯の記号

- ・通常,私たちが歯式とよぶのは歯の記号(パルマーとジグモンディ式).

87654321	12345678		EDCBA	ABCDE	
87654321	12345678	(永久歯)	EDCBA	ABCDE	(乳歯)

2)FDI方式

- ・FDI方式の記号(FDI表示・二列並記法)は右上→左上→左下→右下の順に1〜4(永久歯),5〜8(乳歯)の十の位をつけたもの.

18 17 16 15 14 13 12 11	21 22 23 24 25 26 27 28	
48 47 46 45 44 43 42 41	31 32 33 34 35 36 37 38	(永久歯)

55 54 53 52 51	61 62 63 64 65	
85 84 83 82 81	71 72 73 74 75	(乳歯)

> 歯種と上下左右,次にFDI方式の歯の記号はまちがえないように.図や写真でも鑑別できるようにするにゃ.

Check Point

① 歯の隅角は近・遠心のどちらが鈍角(丸い)?

② 歯根尖が傾斜するのは近・遠心のどちら?

2 歯の形態の特徴 ★★★

- ヒトの歯は2回萌出する二生歯性である.
- 乳歯列の後ろに萌出する永久歯（大臼歯）を<u>加生歯</u>（加）といい，乳歯の下から交換して生え替わる永久歯（前歯・小臼歯）を<u>代生歯</u>（代）という.

永久臼歯の名称		咬頭数	歯根数	乳臼歯の名称	咬頭数	歯根数
上顎第一小臼歯	（代）	2	2 (1)	上顎第一乳臼歯	2〜3	3
上顎第二小臼歯	（代）	2	1	上顎第二乳臼歯	4	3
上顎第一大臼歯	（加）	4	3			
上顎第二大臼歯	（加）	4	3			
下顎第一小臼歯	（代）	2	1	下顎第一乳臼歯	4〜5	2
下顎第二小臼歯	（代）	3 (2)	1	下顎第二乳臼歯	5	2
下顎第一大臼歯	（加）	5	2			
下顎第二大臼歯	（加）	4	2			

［歯の左右の鑑別：Mühlreiter〈ミュールライター〉の三徴候］

(1) 隅角徴
- 遠心隅角は，近心隅角よりも鈍角で丸い. CP①
  〈例外〉下顎中切歯，上顎第一小臼歯

(2) 彎曲徴
- 唇側・頰側面の近心半部は鋭角で突出している.
  〈例外〉上顎第一小臼歯

(3) 歯根徴
- 歯根尖1/3遠心側に傾斜する. CP②
  〈例外〉下顎中切歯（三徴候とも不明瞭）

咬頭や歯根の数，三徴候で歯を鑑別できるにゃ.

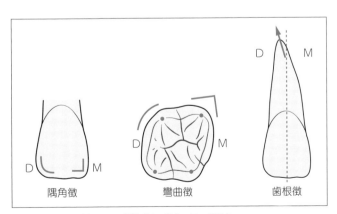

隅角徴　　彎曲徴　　歯根徴

図　ミュールライターの三徴候（M：近心，D：遠心）

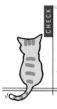

16 異常歯

1 異常歯 ★★★

異常歯の出現する部位は歯種群，上下顎の別を覚えておくにゃ.

- 退化によって生じる矮小歯や発生段階で生じる癒合歯，盲孔などう蝕になりやすいもの，樋状根のように根管治療のしにくいもの，エナメル突起のように歯周病を誘発するものなどがある.
- 歯種特有のもの，歯冠や歯根などに特異的に現れるもの，近遠心や頬舌など特有の場所に現れるものがある.

	No.	歯の名称	説明	好発部位
異常結節・咬頭	(1)	シャベル状切歯	舌面窩が深い切歯	上顎切歯
	(2)	棘突起	舌面歯頸隆線から舌面窩への突起（基底結節）	上顎中切歯 上顎犬歯
	(3)	切歯結節	舌面歯頸隆線から舌側への結節	上顎中切歯
	(4)	盲孔	舌面窩最上端の孔	上顎側切歯
	(5)	歯内歯	深部に至る盲孔（内反歯）	上顎側切歯
	(6)	矮小歯	円錐歯や栓状歯（円筒歯）	上顎側切歯
	(7)	斜切痕（舌面歯頸溝）CP①	舌面歯頸隆線と辺縁隆線の間	上顎側切歯
	(8)	犬歯結節	舌面歯頸隆線から舌側への結節	上顎犬歯
	(9)	中心結節	咬合面中央への結節	下顎第二小臼歯
	(10)	カラベリー結節 CP②	近心・舌側の結節	上顎第一大臼歯 上顎第二乳臼歯
	(11)	臼傍結節・臼傍歯	上顎大臼歯頬側の結節	上顎大臼歯
	(12)	プロトスタイリッド	下顎に現れた臼傍結節 頬側近心部に多い	下顎第一大臼歯 下顎第二乳臼歯
	(13)	臼後結節・臼後歯	第三大臼歯遠心の結節	第三大臼歯
	(14)	エナメル滴（真珠）	歯根部のエナメル塊	大臼歯部
	(15)	エナメル突起（根間突起）	根分岐部へのV字形の歯頸線	大臼歯部
	(16)	第6咬頭	遠心舌側咬頭と遠心咬頭間	下顎第一大臼歯
	(17)	第7咬頭	近心舌側咬頭と遠心舌側咬頭間	下顎第一大臼歯
	(18)	正中歯	上顎中切歯間の過剰歯	上顎切歯部
癒合・癒着	(19)	癒着歯	セメント質で癒着. 歯髄は分離	下顎切歯部 下顎大臼歯
	(20)	癒合歯（融合歯）	歯胚で合体. 歯髄は共通	下顎前歯部
歯根異常	(21)	台状（プリズム状）根	歯根が癒合し，根尖のみ分岐	上顎第二大臼歯
	(22)	タウロンティズム（広髄歯）	髄室の占める割合が多い歯	下顎第一乳臼歯 上顎第二大臼歯
	(23)	樋状根	歯根頬側部分が癒合，U字型	下顎第二大臼歯

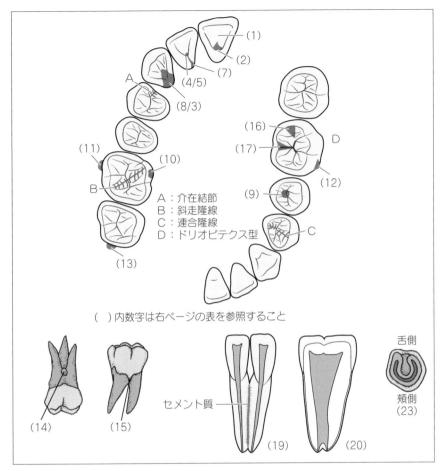

A：介在結節
B：斜走隆線
C：連合隆線
D：ドリオピテクス型

（　）内数字は右ページの表を参照すること

セメント質

舌側
頰側
(23)

図　異常歯

2 その他の特徴的な構造 ★★

・異常歯には分類されないが特徴的な形態をもつ構造がある.
　A　介在結節：上顎第一小臼歯，近心辺縁隆線上の結節
　B　斜走隆線：上顎第一大臼歯，遠心頰側三角隆線と近心舌側三角隆線の結合
　C　連合隆線：下顎第一小臼歯，頰側三角隆線と舌側三角隆線の結合
　D　ドリオピテクス型：5咬頭性下顎第一大臼歯，Y型を有する咬合面の溝

Check Point

① 斜切痕が出現する歯は？
② カラベリー結節はどの歯のどこに出現する？

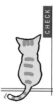

CHECK 17 〈 舌

1 舌筋 ★★

・舌は舌筋（外舌筋と内舌筋）からなる.
・舌筋は舌下神経に支配される.

(1) 外舌筋：舌の本体を大きく動かす　CP①
　　①オトガイ舌筋 ──── 舌尖を前上方へ突出する
　　②舌骨舌筋 ─┐
　　③茎突舌筋 ─┘── 舌を後方へ引く
(2) 内舌筋：舌の形を変える
・上縦舌筋
・下縦舌筋
・横舌筋
・垂直舌筋

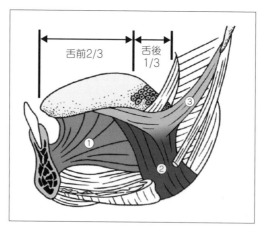

図　外舌筋

Check **P**oint

①外舌筋は何がある？（3つ）

2 舌の味覚　★★★

1）舌前方2/3
- 顔面神経（鼓索神経）支配 [CP②]
  - 注）知覚は三叉神経（舌神経）[CP③]

2）舌後方1/3
- 舌咽神経支配

3）舌根部と喉頭蓋
- 迷走神経支配

舌は，表面構造，舌筋，神経支配をリンクさせて理解するにゃ．

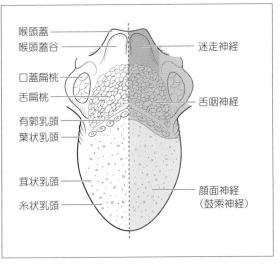

図　舌の構造と支配神経

舌の神経支配

脳神経	分枝	味覚	知覚	運動
三叉神経	舌神経	—	舌前2/3	—
顔面神経	鼓索神経	舌前2/3		—
舌咽神経	—	舌後1/3	舌後1/3	
迷走神経	—	舌根部，喉頭蓋	舌根部，喉頭蓋	—
舌下神経	—	—	—	舌筋

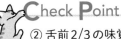

Check Point

② 舌前2/3の味覚を感じる神経は？
③ 舌前2/3の知覚を感じる神経は？

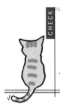

18 唾液腺

1 大唾液腺 ★★

・大唾液腺は，耳下腺，顎下腺，舌下腺の3つがある（下図参照）．

1) 耳下腺 (漿液性) (①)
(1) 位置：耳介直下の皮下
(2) 開口部：耳下腺乳頭 (口腔前庭) (④) **CP**
(3) 分泌神経：舌咽神経 (小錘体神経)
(4) 神経節：耳神経節 (下顎神経)

2) 顎下腺 (混合性) (②)
(1) 位置：顎下三角
(2) 開口部：舌下小丘 (固有口腔) (⑤)
(3) 分泌神経：顔面神経 (鼓索神経)
(4) 神経節：顎下神経節 (下顎神経)

唾液腺は存在する部位と導管の開口部，分泌に関わる神経（副交感線維）を明確にするにゃ．

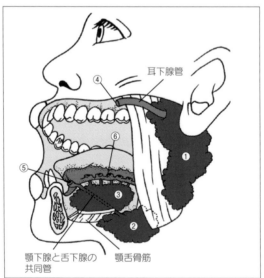

耳下腺管

顎下腺と舌下腺の共同管　　顎舌骨筋

図　唾液腺と導管

Check Point

口腔前庭に開口する漿液性の唾液腺は？

3) 舌下腺 (混合性) (③)

(1) **位置**：舌下粘膜の直下

(2) **開口部**：<u>舌下ヒダ</u> (固有口腔) (⑥)

(3) **分泌神経**：顔面神経 (鼓索神経)

(4) **神経節**：顎下神経節 (下顎神経)

(注) 神経節とは脳神経からの副交感神経線維が乗り換える部位. ( ) 内は所属を示す.

2 唾液腺開口部　★★★

1) 口腔前庭にあるもの

①耳下腺乳頭

　〔耳下腺開口部〕

2) 固有口腔にあるもの

②舌下ヒダ

　〔舌下腺開口部〕

③舌下小丘

　〔顎下腺開口部 (一部舌下腺を含む)〕

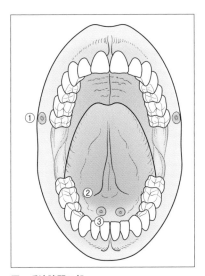

図　唾液腺開口部

2章

組織・発生学

POINT

　口腔組織のうち，歯と歯周組織に関連するところが比較的多く出題されます．

　エナメル質，象牙質，セメント質，歯周組織については必ず勉強しましょう．

　発生の問題も時々出題されますが，歯の発生から勉強してください．

　近年，視覚問題の頻度が増えてきました．本書の図は必ず見ておきましょう．

　細胞の問題は，生化学や生理学でも出題されますが，「組織・発生学」の最後にまとめました．

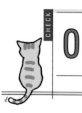

01 人体の発生

1 胚葉 ★★

- ・ヒトの体は受精した後，3つの部分に分かれる.
- ・3つの名前は，外胚葉・中胚葉・内胚葉である.
- ・ヒトの組織はこの3つの胚葉からつくられる.
- **(1) 外胚葉**：体の表面を覆う上皮 (体表外肺葉) のほか，神経系の組織 (神経外肺葉) を
   つくる.
   神経外胚葉のうち神経堤は歯髄，象牙質，セメント質，歯周組織をつくる.
- **(2) 内胚葉**：消化管の内腔を覆う表面の上皮や消化に関連する腺組織 (肝臓・膵臓・顎
   下腺・舌下腺など)，呼吸器系にもなる.
- **(3) 中胚葉**：体の中身に関する組織をつくる. 結合組織や骨，筋肉など，見えない部
   分を占めている.

三胚葉から生じる主な器官と組織[1] CP

胚葉			主な器官・組織
外胚葉	体表外胚葉		表皮，口腔粘膜上皮 (主に口腔前庭)，エナメル質，耳下腺
	神経外胚葉	神経管	中枢神経系 (脳，脊髄)
		神経堤	末梢神経系，頭蓋骨 (前面)，歯髄，象牙質，セメント質*，歯周組織*
内胚葉			口腔粘膜上皮 (主に固有口腔)，顎下腺，舌下腺，消化管，肝臓，膵臓，呼吸器系 (喉頭〜肺)
中胚葉	体節		骨格筋**，真皮・皮下組織***，骨****
	中間中胚葉		泌尿器，生殖器
	側板中胚葉		血管，血液

*　セメント質は歯周組織にも含まれる
**　鰓弓の骨格筋は鰓弓内の中胚葉から生じる
***　頭頸部では神経堤からも生じる
**** 神経堤由来以外の全身のほとんどの骨

Check Point

エナメル質，象牙質，セメント質はそれぞれどの胚葉由来？

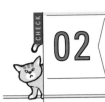
02 顔面と口腔の発生

1 突起 ★

・顔と口腔は，発生の過程で形成される突起とよばれる組織からできる．
・これらの突起の結合や形成がうまくいかないと，さまざまな形成異常が発生する．

突起と形成部位

突起名	形成部位
前頭隆起	額（おでこのこと）
内側鼻突起	鼻背，鼻突，人中，上唇の正中部，上唇小帯，上顎正中歯肉
外側鼻突起	外鼻，鼻翼
上顎突起	上口唇外側，正中部を除く上顎歯肉，頬の上半分
下顎突起	下口唇，下顎歯肉，頬の下半分
口蓋突起	口蓋，口蓋垂

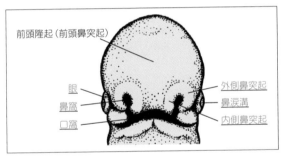

前頭隆起（前頭鼻突起）

眼
鼻窩
口窩

外側鼻突起
鼻涙溝
内側鼻突起

図　胎生8週初期

どの突起が顔や口腔のどの部分を形成するのか，図を見て視覚的に覚えておくにゃ．

・口窩：口腔をつくるくぼみのこと．
・鼻窩：鼻の穴をつくるくぼみのこと．

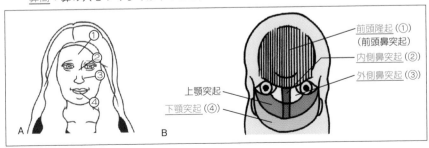

前頭隆起（①）
（前頭鼻突起）
内側鼻突起（②）
外側鼻突起（③）

上顎突起
下顎突起（④）

A
B

図　顔面の形成部位と突起
A：顔面の形成部位，B：突起

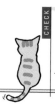

03 歯の発生

1 歯の発生 ★★★

・歯　胚：歯を形成する組織.
・代生歯胚：乳歯歯胚の一部で，舌側に認められる永久歯を形成する歯胚.
・歯　堤：歯胚は原始口腔上皮と初めつながっており，この連結している部分のこと.

1）歯の形成の順序

蕾状期→　帽状期→　鐘状期→　硬組織形成期→　萌出期→　歯根形成期

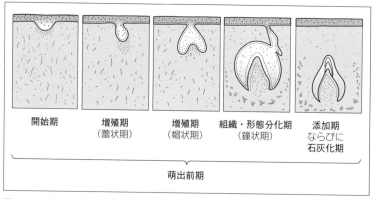

図　ヒトの歯の一生〔萌出前期〕[2]

（1）帽状期

・エナメル器・歯乳頭・歯小囊の形成がみられ，歯胚の基本形ができる時期.
・エナメル器は，内エナメル上皮細胞，外エナメル上皮細胞，エナメル芽細胞，エナメル髄から構成される.
・外エナメル上皮はエナメル質をつくらないが，将来内縁上皮になる.

（2）鐘状期

・象牙質とエナメル質をつくる前の成熟した時期.
・象牙質とエナメル質を形成する時期.
・硬組織は歯冠から形成され，必ず象牙質が先行して形成された後にエナメル質が形成される.

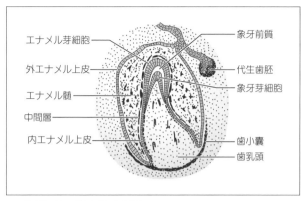

図　鐘状期〔象牙質形成開始期〕[2]

歯胚	構成細胞と形成組織
エナメル器	内エナメル上皮細胞→エナメル芽細胞 (エナメル質をつくる細胞)→エナメル質
歯乳頭	象牙芽細胞 (象牙質をつくる細胞)→象牙前質→象牙質 歯髄細胞→歯髄
歯小嚢	セメント芽細胞 (セメント質をつくる細胞)→セメント質 骨芽細胞 (骨をつくる細胞)→歯槽骨 線維芽細胞 (線維性組織をつくる細胞)→歯根膜

(CP)

歯胚のどの細胞が，歯のどの部分をつくるか，確実に覚えるにゃ．視覚的に理解するといいよ．

2 歯の萌出 ★★

・歯冠の外形が完成し，歯根の形成が始まると，歯は口腔に向かって移動を開始する．歯冠が口腔内に現れ，咀嚼機能を営む．

➡この一連の過程を歯の萌出という．

・萌出は，①萌出前期，②萌出期，③機能期の3つに分けられる．

Check Point

歯胚のどの部位からエナメル質，象牙質，セメント質はつくられる？

2章

組織・発生学

43

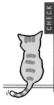

04 ヘルトヴィッヒ上皮鞘・マラッセ上皮遺残

1 ヘルトヴィッヒ〈Hertwig〉上皮鞘の特徴　★★

(1) **形成時期**：鐘状期
(2) **構造の特徴**：内エナメル上皮と外エナメル上皮が接合してできる.
(3) **役割**：歯根の外形をつくる（ヘルトヴィッヒ上皮鞘は硬組織をつくらない）.
(4) **終・末期**：歯根象牙質ができた後にヘルトヴィッヒ上皮鞘はバラバラになり，マラッセ上皮遺残になる.　CP

・ヘルトヴィッヒ上皮鞘の内側に象牙質が形成され，その後にセメント質が形成される.

2 マラッセ〈Malassez〉上皮遺残の特徴　★★

(1) **部位**：歯根膜内
(2) **由来**：ヘルトヴィッヒ上皮鞘の一部.
(3) **病理**：歯根囊胞の囊胞壁上皮の由来になる.

> ヘルトヴィッヒ上皮鞘が歯根の外形をつくる内容は，国試に出たよ．少し難しいので，組織学か病理学の先生に聞くにゃ！

Check Point

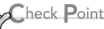

マラッセ上皮残遺の由来は何？

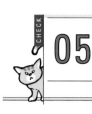

05 一般組織

1 ヒトの体 ★

組織の種類と体のどの部位にあるかを覚えるにゃ.

・ヒトの体は4つの組織から構成される.
①上皮組織, ②支持組織, ③筋組織, ④神経組織

2 上皮組織 ★

・上皮組織の分類：表面を覆う被覆上皮と分泌を行う腺上皮がある.

上皮組織	被覆上皮	角化重層扁平上皮	皮膚の上皮, 歯肉, 口蓋
		非角化重層扁平上皮	食道粘膜, 口腔粘膜
		線毛円柱上皮	呼吸器
		円柱上皮	胃粘膜上皮, 導管上皮
		立方上皮	尿細管上皮 (腎臓)
		移行上皮	膀胱
	腺上皮	外分泌腺	唾液腺, 乳腺, 肝臓
		内分泌腺	下垂体, 甲状腺, 副腎, 卵巣, 精巣

・重層扁平上皮は外界から体内を守るためのバリアとしての役割がある.
・角化している重層扁平上皮と角化していない重層扁平上皮がある. 角化していない上皮は, 主に粘膜の表面を覆っている.
・図示できるようにしておく.

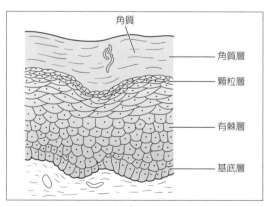

角質

角質層

顆粒層

有棘層

基底層

図 角化重層扁平上皮 (皮膚)[1]

3 支持組織 ★

・支持組織は体の間を埋めている組織.

1）線維性組織

・細胞成分と基質成分からなる.
・線維芽細胞が膠原線維 (コラーゲン線維) や弾性線維を分泌する.
・細胞が産生したものを基質という.

支持組織	線維性組織 (基質成分：膠原線維・弾性線維)
	脂肪組織
	軟骨組織
	骨組織
	血液

2）骨組織

・皮質骨と海綿骨がある. 皮質骨には, 骨単位の中心に血管を含んだハバース管とフォルクマン管が認められる.
・骨は骨芽細胞が形成し, 破骨細胞が破壊する.
・骨は形成と破壊が常に行われ, リモデリングが生じている.

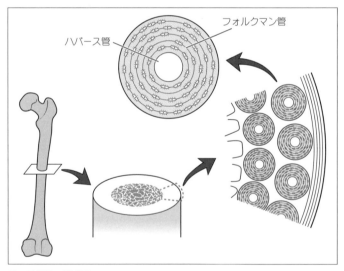

図　骨単位の模式図

4 筋組織 ★★

・筋組織の分類：自らの意思で動かせる<u>随意</u>筋と意思で動かせない<u>不随意</u>筋がある.
・顕微鏡レベルでは，筋肉自体に縞模様のあるものを<u>横紋筋</u>という.

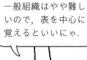

一般組織はやや難しいので，表を中心に覚えるといいにゃ.

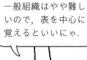

筋組織	随意筋	<u>骨格筋</u>	運動に関する筋肉	<u>横紋筋</u>
	不随意筋	<u>心 筋</u>	心臓のみ	
		<u>平滑筋</u>	血管，子宮，消化管の外周，立毛筋	<u>横紋なし</u>

5 神経組織 ★★

・神経細胞は<u>ニューロン</u>ともいわれる.
・ニューロンには<u>神経細胞体</u>と<u>神経線維</u>(軸索)がある.
・神経細胞体には<u>樹状</u>突起があり，入力の役割をする.
・神経線維は脱分極で電気的に興奮を伝える.
・神経線維には髄鞘をもつ<u>有髄</u>神経線維と髄鞘をもたない<u>無髄</u>神経線維の2種類がある. 髄鞘とは絶縁体のこと.
・有髄神経線維は<u>跳躍伝導</u>によって興奮の速度が速い(p.63参照).
・神経細胞と神経細胞のつなぎ目を<u>シナプス</u>という.
・シナプスでは<u>神経伝達物質</u>によって興奮を次の神経細胞に伝える.
・神経線維の終末はシナプスボタンといい，神経伝達物質を含んでいる.

神経細胞の構造は解剖学や生理学とも関連するよ. 要点を覚えるにゃ.

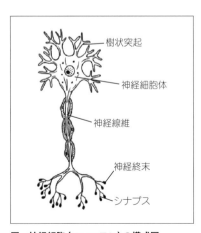

図　神経細胞〈ニューロン〉の模式図

2章

組織・発生学

47

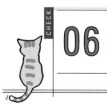

06 口腔組織 ①-エナメル質の構造

1 エナメル質 ★★★

(1) <u>エナメル小柱</u>：エナメル質の最小単位．4つのエナメル芽細胞から1つのエナメル
小柱ができる．

(2) <u>横　紋</u>：エナメル芽細胞が1日に形成するエナメル質の量を示している．<u>成長線</u>．

(3) <u>レチウス条</u>：横断面で横紋が斜めに連なった線．<u>同心円状</u>に形成される．<u>成長線</u>．

(4) <u>周波条</u>：レチウス条が歯冠<u>表面</u>に現れたもの．<u>成長線</u>．

(5) <u>新産線</u>：レチウス条が<u>出産</u>で強調された線．形成直後は低いが，その後高い石灰
化度を示す．<u>成長線</u>．〔CP〕

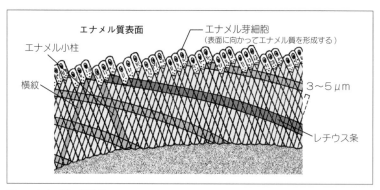

図　エナメル質の構造①

(6) <u>シュレーゲル条</u>：エナメル質の深層にある．エナメル芽細胞の蛇行によってみえ
る構造．

(7) <u>エナメル叢・エナメル葉</u>：エナメル象牙境から出る亀裂．

(8) <u>エナメル紡錘</u>：象牙細管が侵入している．

> 最近は写真や図の問
> 題がよく出ているよ．
> 単に暗記するのでは
> なく図示できるよう
> になるとグッド！

Check Point

エナメル質の成長線は何？

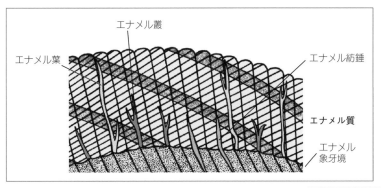

図　**エナメル質の構造②**

2 エナメル質と象牙質の構造　★★★

・エナメル質と象牙質の成長線は石灰化が<u>低い</u>ので，う蝕が
広がりやすいことも重要なポイント.

> 国試ではエナメル質
> の構造名がよく出る
> ので，象牙質と比較
> して覚えるにゃ.

	基本構造	成長線	成長線以外の 線状構造物	成分
エナメル質	エナメル小柱	・横紋 ・レチウス条 ・新産線 ・周波条	・シュレーゲル条 ・エナメル叢 ・エナメル葉 ・エナメル紡錘	・99%無機質 (ヒドロキシ アパタイト)
象牙質	象牙細管	・<u>エブネル線</u> ・<u>オーエン外形線</u> ・<u>アンドレーゼン線</u>	・<u>トームス顆粒層</u> (CP)	・約74%無機質 ・約25%有機質 (コラーゲ ン) と水

> エナメル質は少し詳
> しく，象牙質の成長
> 線は名前を中心に覚
> えるといいよ.

Check Point

トームス顆粒層はどこにある？

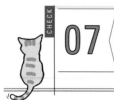

07 口腔組織 ②−象牙質，歯髄の構造

1 象牙質 ★★★

1) 象牙質の構造

(1) <u>象牙細管</u>：象牙質は細い管が多数走行している．この管の中には，<u>トームス線維</u>を入れている．

(2) <u>管周</u>象牙質：細管の周囲の壁の部分．石灰化度が高い（象牙質の中で最も硬い）．

(3) <u>管間象牙質</u>：管周象牙質と管間象牙質の間の象牙質．象牙質のうち一番量が多い．

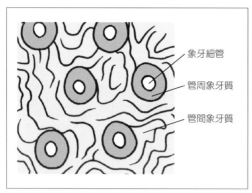

象牙細管
管周象牙質
管間象牙質

図　象牙質の断面

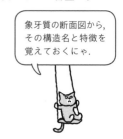

象牙質の断面図から，その構造名と特徴を覚えておくにゃ．

2) 象牙質の部位による石灰化度の違い

【硬い】管周象牙質＞管間象牙質（透明象牙質＞原生象牙質＞第二象牙質）
＞球間象牙質＞象牙前質【軟らかい】

象牙質と歯髄の位置関係，構造名，特徴を覚えるとステップアップできるにゃ！

2 歯髄 ★

(1) 象牙前質：未石灰化の象牙質の層.

(2) 象牙芽細胞：象牙質を形成する歯髄内にある細胞. おたまじゃくしのような形をしている. 尻尾の部分をトームス線維といい象牙細管内に伸ばしている. 象牙質を一生つくる. CP

(3) 細胞希薄層：ワイル層ともいう. 象牙芽細胞層の下層にある歯髄細胞の疎な部分.

(4) 細胞稠密層：細胞希薄層の下層にある歯髄細胞の密な部分. 神経線維がラシュコフ神経叢をつくる.

(5) コルフ線維：歯髄に認められる線維で, 象牙前質に侵入しているが, 象牙細管には侵入しない. 象牙細管に侵入することがあるのは神経線維.

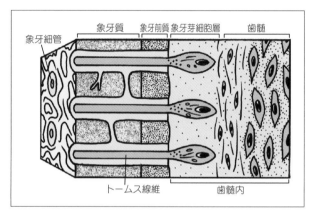

図　歯髄の模式図

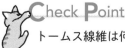

Check Point

トームス線維は何という細胞の構造物？

口腔組織 ③−セメント質, 歯根膜, 歯槽骨の構造

1 歯周組織 ★★

・歯周組織 (歯肉・歯根膜・歯槽骨・セメント質) の深部の位置関係を理解する.

2 歯根膜の特徴 ★★

(1) **歯根膜の役割**：歯に加わる力を緩衝する (緩衝：圧を受けて吸収すること). 神経終末がきているので歯に伝わる感覚も感受する.

(2) **細胞成分**：基本的には結合組織からできている. 線維芽細胞, 血管内皮細胞, 未分化間葉細胞, マラッセ上皮遺残, 円形細胞 (リンパ球), セメント芽細胞などがみられる.

(3) **基質成分**：膠原線維 (コラーゲン線維) が豊富. この線維のうちセメント質と歯槽骨内に入り込んでいるものをシャーピー線維という.

歯根膜の特徴も国試によく出るよ.

3 歯槽骨 ★

・歯根をおさめている顎骨のくぼみのこと.
・歯槽の内壁を固有歯槽骨といい, 固有歯槽骨の外側を支持歯槽骨という.

(1) **固有歯槽骨**
・束状骨：固有歯槽骨のうち歯根膜に接する層
・層板骨：束状骨の外側の層

(2) **支持歯槽骨**：緻密骨と海綿骨からなる.

4 セメント質 ★★★

1) 部位

・歯根表面を覆う. 歯肉退縮しないと見えない.

2) 種類

・無細胞セメント質 (部位：歯根表面) と細胞セメント質 (無細胞セメント質を覆う. 部位：歯根下半分).
・違いは, セメント細胞がセメント内に含まれるかどうか.

3) 構造

- (1) <u>セメント芽</u>**細胞**：セメント質を合成する細胞.
- (2) <u>セメント</u>**細胞**：セメント芽細胞がセメント質の合成を終えて，セメント質内に封入された細胞.
- (3) **セメント細管**：歯根膜側から栄養を採取している.

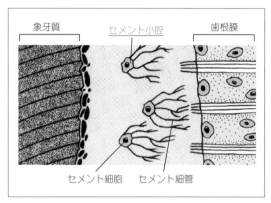

象牙質　　　セメント小腔　　　歯根膜

セメント細胞　　セメント細管

図　セメント質の断面図

4) 由来

・無細胞セメント質は<u>歯小嚢</u>．細胞セメント質は<u>歯根膜細胞</u>．

5) 組成

・骨に最も近い．硬度は象牙質より軟らかい．

6) 成長線

・<u>セメント層板</u>．成長線なのに硬度が高い．

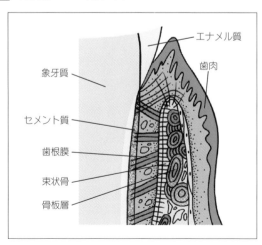

エナメル質

歯肉

象牙質

セメント質

歯根膜

束状骨

骨板層

図　歯周組織の模式図

09 歯肉の構造

1 歯肉 ★★★

(1) **歯肉**：歯肉縁を境に，<u>内縁上皮</u>と<u>外縁</u>上皮に分けられる．実際のヒトでは模式図よりも内縁上皮は外縁上皮よりかなり薄い．

(2) **内縁上皮**：<u>非角化</u>重層扁平上皮．歯肉溝を構成する<u>歯肉溝</u>上皮とエナメル質と付着する<u>付着</u>上皮が含まれる．比較的薄く，退縮エナメル上皮由来．⎡CP⎤

(3) **外縁上皮**：<u>角化</u>重層扁平上皮．歯肉縁から遊離歯肉溝を<u>遊離</u>歯肉といい，可動性が<u>ある</u>．⎡CP⎤

・遊離歯肉溝から歯肉歯槽粘膜境までを<u>付着歯肉</u>という．健康な状態であれば<u>スティップリング</u>がある．可動性<u>なし</u>．

歯肉の構造の理解は歯科衛生士として絶対に必要！ 視覚的に理解するにゃ．

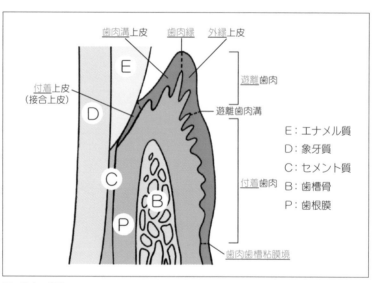

歯肉溝上皮　歯肉縁　外縁上皮

付着上皮
（接合上皮）

E
D
遊離歯肉
遊離歯肉溝

C
B
付着歯肉
P

歯肉歯槽粘膜境

E：エナメル質
D：象牙質
C：セメント質
B：歯槽骨
P：歯根膜

図　歯肉の構造

2 口腔粘膜 ★★

1) 口腔粘膜の分類

(1) **咀嚼粘膜**：粘膜下組織がない→可動性なし．歯肉・口蓋 (角化重層扁平上皮).

(2) **被覆粘膜**：粘膜下組織がある→可動性がある.
頬粘膜・歯槽粘膜など (非角化重層扁平上皮).

(3) **特殊粘膜**：舌．味蕾 (茸状乳頭・有郭乳頭・葉状乳頭) がある．粘膜下組織が不明瞭.

2) 粘膜の特徴

(1) **皮膚との違い**：粘膜は，皮膚と異なり湿っており，毛や汗腺などの付属器がない.

(2) **粘膜の構造**：表層から粘膜上皮 (非角化上皮)→粘膜固有層→粘膜筋板→粘膜下組織 (軟かい組織) からなる.
ただし，口腔には粘膜筋板はない.

粘膜の基本と口腔粘膜の分類を理解しておくにゃ.

Check **P**oint

内縁上皮と外縁上皮の違いは何？

その他のポイント

1 口腔組織の加齢的変化 ★

(1) **エナメル質**：咬耗・摩耗が起こる.
(2) **象牙質**：象牙細管が狭小化する (狭くなる).
　　　　　　第二象牙質が添加する.
(3) **歯　髄**：細胞数の減少, コラーゲン線維の増加, 歯髄の狭小化などが起こる.
　　　　　　石灰変性や象牙粒が形成される.
(4) **セメント質**：セメント質が肥厚することがある.
(5) **歯槽骨**：皮質骨が薄くなる. 骨梁が細く, 数が減少する.
　　　　　　骨髄がなくなり脂肪髄になる.
(6) **歯根膜**：線維が細くなる. 歯根膜細胞の減少がみられる.
(7) **歯　肉**：退縮傾向を示す.

2 細胞の構造 ★

(1) **細胞膜**：<u>リン脂質二重層</u>からできている.
　　　　　　<u>選択的透過性</u>がある.
(2) **核**：DNA (<u>遺伝情報</u>) を含む.
　　　　<u>染色体</u>を形成する.
　　　　DNAは<u>クロマチン</u>というタンパク質に巻きついている.
(3) **ミトコンドリア**：エネルギー (<u>ATP</u>) の産生を行う.
　　　　　　　　　独自のDNAをもつ.
(4) **粗面小胞体**：表面にリボソーム (リボゾーム) がつく.
　　　　　　　<u>タンパク質</u>の合成.
(5) **滑面小胞体**：電解質, <u>脂質</u>, <u>糖質</u>の代謝に関与する.
(6) **ゴルジ装置**：物質の<u>加工濃縮</u>を行う.
(7) **リソソーム**：細胞内の異物を<u>消化</u>する.

細胞は構造名だけでなく, 特徴などもあわせて覚えるにゃ.

3章

生理学

POINT

生理学は，一般生理学に関する範囲から出題されることが多いです．

いろいろな範囲から出題されますが，神経に関する項目が最も重要です．特に中枢神経系，自律神経系，活動電位，大脳の機能局在はおさえておきましょう．

生理学では，心電図，肺活量，活動電位，ヘモグロビン酸素解離曲線などのグラフを見て解かせる問題もよく出題されます．

口腔生理学では，顎反射の種類とその役割について，必ず勉強しましょう．

また，少し難しいかもしれませんが，摂食嚥下運動も理解しておくとステップアップにつながります．

血液凝固は「薬理学」の止血薬の項目で勉強できるようにしてあります．

ホルモンに関しては，「生化学」の血糖値の調節も参考にしてください

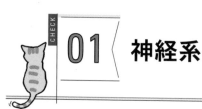

01 神経系

1 神経系の分類 ★

・神経系は<u>中枢</u>神経系と<u>末梢</u>神経系とに分けられる.

中枢神経系	脳	大脳, 間脳 (視床, 視床下部), 中脳, 小脳, 橋, 延髄
	脊　髄	頚髄, 胸髄, 腰髄, 仙髄, 尾髄
末梢神経系	体性神経	運動神経 (遠心性), 感覚神経 (求心性)
	自律神経	交感神経, 副交感神経

※末梢神経系は, 解剖学的には脳神経 (12対) と脊髄神経 (31対) に分類される.

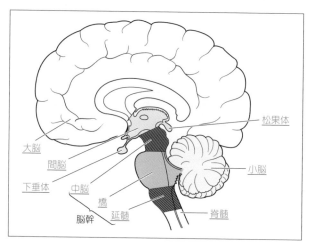

図　中枢神経系の区分〔正中矢状断面模式図〕[1]

2 神経系の基本構築 ★

・感覚神経, 運動神経は1個の<u>ニューロン</u>から, 自律神経は2個の<u>ニューロン</u>から構築される.
・感覚神経の細胞体は効果器と脳や脊髄の間に存在するが, 運動神経は細胞体が脳や脊髄の中に存在するため神経節をもたない.
・自律神経は脳や脊髄から出て効果器に達するまでに, 1回のニューロンの中継を行う.

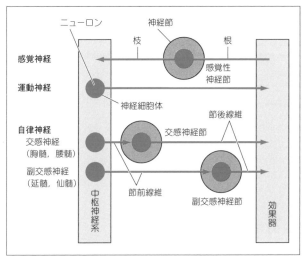

図 各神経系の解剖学的特徴[1]

3 中枢神経系の機能局在 ★★

局在	中枢	機能
大脳	言語中枢	・前頭葉の下前頭回に運動性言語中枢 (ブローカー領域) が存在する.
		・側頭葉中央部には感覚性言語中枢 (ウェルニッケ領域) が存在する.
延髄	嚥下中枢	・咽頭, 口蓋, 舌からの入力によって興奮し, 咽頭, 食道, 胃などの効果器と呼吸筋を連動させ, 嚥下反射を起こす.
		・嚥下の誘発は食塊刺激によるところが大きい.
		・嚥下誘発には三叉神経, 舌咽神経, 迷走神経が関与する.
	呼吸中枢	・呼息時に活動する呼息ニューロンと吸息時に活動する吸息ニューロンの集まりを呼吸中枢という.
		・呼吸中枢は血液中の O_2 濃度, CO_2 濃度, および pH を一定に保つよう, 呼吸運動を調節する.
	循環中枢	・交感神経, 副交感神経の緊張度を調節することで, 心臓, 血管の収縮を調節し, 血圧を抑制する.
	嘔吐中枢	・消化管粘膜や咽頭が刺激されると, 嘔吐中枢を介して嘔吐反射が起こる.
	唾液分泌中枢	・延髄の上唾液核と下唾液核に存在する唾液分泌の反射中枢である.
		・上唾液核は顎下腺と舌下腺, 下唾液核は耳下腺の唾液分泌に関与する.
視床下部	体温調節中枢	・全身の温度受容部位からの情報を受け取り, 体温の上昇や低下を防ぐ自律性反射を起こす.
		・発熱は体温調節中枢のセットポイント値が上昇するために生じる.
		・セットポイント値の上昇にはプロスタグランジン E_2 が関与する.
	飲水中枢	・飲水中枢の興奮はのどの渇き感を起こし, 水分を摂取させる.
	摂食中枢	・血液中のグルコース (血糖), 遊離脂肪酸, アミノ酸などの濃度を調節する.

02 大脳

1 大脳 ★

- 大脳は左右の半球に分かれ，表層2〜4mmを大脳皮質（灰白質），その内層を大脳髄質（白質）という.
- 大脳半球は大きな溝によって前頭葉，頭頂葉，側頭葉，後頭葉に区分される.
- 大脳皮質すべてが同じ働きをもつわけではなく，それぞれ特定の機能をもつ. これを機能局在という.

2 大脳皮質の機能局在 ★★

- 大脳皮質には運動機能，感覚機能，連合機能を行う領野が存在し，特定の機能の中枢としてその機能を統合している.
- 随意運動の中枢である運動野は前頭葉の中心前回に，体性感覚（触覚，圧覚，冷覚，温覚，痛覚）が投射される体性感覚野は中心後回に存在する.
- 認識・記憶・理解・判断・感情などの精神活動に関与する領域を連合野といい，頭頂後頭連合野，前頭連合野，側頭連合野がある.
- 言語中枢には運動性言語中枢（ブローカー領域）と感覚性言語中枢（ウェルニッケ領域）とがある. CP①
- 感覚性言語中枢は側頭葉中央部で聴覚野の近隣に存在し，この部位が傷害を受けると感覚性失語症（話すこと・書くことはできるが，意味を理解できない）となる.
- 運動性言語中枢は前頭葉後下部に存在し，会話に必要な骨格筋の運動を統御している. この部位が傷害されると運動性失語症（口を動かし声は出せるが，言語の発音ができなくなる）となる. CP②

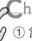

Check Point

① 言語中枢には何がある？

② 感覚性失語症と運動性失語症の違いは？

局在	機能
運動野	・随意運動を統御している. 前頭葉の中心前回に存在する. ・咀嚼野は運動前野の下方にある.
体性感覚野	・中心後回に存在する. ・皮膚や深部組織の感覚.
視覚野	・後頭葉に存在し, 網膜に対応して形や識別を行う. ・この部位が傷害されると, 文字は見えても理解ができない.
聴覚野	・側頭葉の横側頭回に存在する.
連合野	・認識, 記憶, 理解, 判断, 感情, 意志などの精神活動を営む領域. ①前頭連合野 　運動の統合中枢, 発声の統合中枢 (ブローカー領域), 　創造・意欲の中枢, 意志や感情 ②頭頂後頭連合野 　認識, 理解, 判断, 視覚の統合 ③側頭連合野 　獲得と想起
言語野	・言語中枢は言語を司り, 運動性言語中枢と感覚性言語中枢の2つがある. ①運動性言語中枢 (ブローカー領域) 　前頭葉後下部にあり, 言語を話すのに必要な骨格筋の運動を制御する. ②感覚性言語中枢 (ウェルニッケ領域) 　側頭葉中央部, 聴覚野近隣に位置する. 聞いた言葉の意味を理解する.

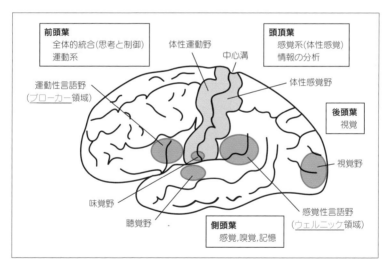

図　大脳皮質と機能局在

03 活動電位

1 活動電位 ★★★

- 細胞の内と外の間では，常に電位差があり，細胞に何らかの刺激が加わると細胞膜の透過性が変化し，膜電位に変化が起こる．
- 神経細胞や筋細胞では，刺激が加わると膜電位は−70mVから＋30mVへと変化し，ただちに元のレベルに戻る．この電気的変化を<u>活動電位</u>といい，活動電位が発生する現象を<u>興奮</u>という．
- 神経や筋などの興奮性組織が興奮すると細胞膜の電気的変化が生じる．これを<u>活動電位</u>という．活動電位の発生にはNa^+やK^+が関係している． CP
- 脱分極の発生には<u>Na^+</u>の細胞内流入が起こり，<u>閾値</u>を超える刺激では活動電位が生じる．
- 活動電位発生後，ただちに元の電位，すなわち，静止膜電位に戻ることを<u>再分極</u>といい，この間細胞外への<u>K^+</u>の流出が起こる．
- 静止膜電位に戻った後，細胞内のNa^+がNa^+ポンプによって細胞外へ流出し，元のイオン分布に戻る．

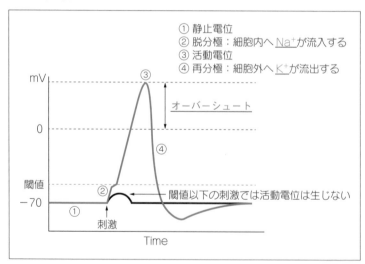

① 静止電位
② 脱分極：細胞内へ <u>Na^+</u> が流入する
③ 活動電位
④ 再分極：細胞外へ <u>K^+</u> が流出する

オーバーシュート

mV

0

閾値

−70

① 刺激 ② 閾値以下の刺激では活動電位は生じない

Time

図 静止膜電位と活動電位

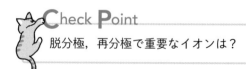

Check Point

脱分極，再分極で重要なイオンは？

2 神経線維と興奮伝導 ★★

・神経線維の役割は興奮(活動電位)を伝えることである.
・神経線維のある部分で興奮が起こると, その部分と隣接する部分との間に電流が流れる. この現象が次々と起こり, 神経線維の末端まで興奮が伝導する.
・局所電流は隣接する部位では外向きの電流が流れ脱分極を起こす. 閾値以上になると活動電位が発生し, 興奮が伝播する.
・髄鞘で覆われた神経線維を有髄神経線維といい, 髄鞘のない部分(ランビエ絞輪)を通って電流が流れる. これを跳躍伝導といい, 無髄神経線維より伝導速度は速い.

[興奮伝導の三原則]

①絶縁性伝導:1本の神経線維の興奮はその神経線維だけを伝導し, 隣接する神経線維には影響しない.

②両方向性伝導:神経線維のある部分で生じた興奮は, その部分を中心として両方向に伝導する.

③不減衰伝導:興奮が伝導していくとき, 興奮の大きさは減衰しない.

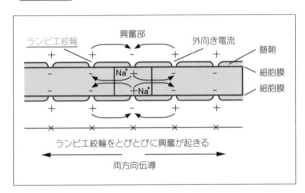

図　興奮伝導の仕組み

3 末梢神経線維の分類 ★★

・神経線維は, 伝導速度の早い順に, A, B, C群に分けられる.
・A, B線維は有髄神経で太く, C線維は無髄神経で細い.
・神経線維の直径が大きいほど, 興奮の伝導速度は速い.

神経線維			直径 (µm)	伝導速度 (m/秒)	機能
有髄	A	α	15	100	遠心性(骨格筋)
		β	8	50	求心性(皮膚触覚, 圧覚)
		γ	5	20	遠心性(錘内筋)
		δ	3	15	求心性(皮膚温度覚, 痛覚)
	B		3	7	自律性(交感神経節前線維)
無髄	C		0.5	1	自律性(交感神経節後線維)
			0.5	1	求心性(皮膚痛覚)

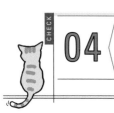

04 自律神経

1 自律神経 ★★★

- ・内臓の機能や血管運動，分泌腺などを調節する末梢神経を自律神経という．
- ・自律神経は無意識のうちに自動的に働いている（不随意運動）．
- ・自律神経は交感神経と副交感神経からなる．
- ・交感神経と副交感神経とで1つの内臓器官を二重に支配しており，一方は促進的，もう一方は抑制的に働いている．これを自律神経の拮抗的二重支配という．
- ・脳神経のうち，動眼神経（第III脳神経），顔面神経（第VII脳神経），舌咽神経（第IX脳神経）および迷走神経（第X脳神経）は副交感神経系の神経線維を含んでいる．
- ・心臓を支配する副交感神経は心臓迷走神経とよばれる．
- ・交感神経の伝達物質はノルアドレナリン．
- ・副交感神経の伝達物質はアセチルコリン．

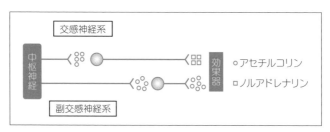

図　交感神経系・副交感神経系

2 自律神経の作用 ★★★

器官名	交感神経	副交感神経
瞳　孔	散　瞳	縮　瞳
気管支	拡　張	収　縮
心　臓	心拍数増加	心拍数減少
血　管	収　縮	―
唾液分泌	粘稠性唾液分泌	漿液性唾液分泌
消化管運動	抑　制	促　進
血糖値	上　昇	―

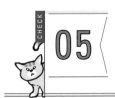

05 筋と運動

1 筋の種類と構造 ★★

・横紋構造を呈する骨格筋および心筋と，紡錘形の細胞で構成される平滑筋に分類される.
・意識的に収縮を調整できる筋を随意筋といい，調整不可能な筋を不随意筋という.
・骨格筋は随意筋，心筋と平滑筋は不随意筋である.
・アクチン（細いフィラメント）とミオシン（太いフィラメント）で構成される.

2 運動ニューロン ★

・骨格筋はα運動ニューロンにより制限される.
・四肢の筋を支配するα運動ニューロンは脊髄にあるが，咀嚼筋，舌筋，表情筋は，それぞれ脳幹の三叉神経運動核，舌下神経核，顔面神経核にあるα運動ニューロンによって支配される.

1）神経筋接合部
・α運動ニューロンの軸索は神経筋接合部（シナプス）を介して収縮指令を筋に伝える.
・神経筋接合部の伝達物質はアセチルコリン〈ACh〉である.
・AChはコリンエステラーゼで分解される.

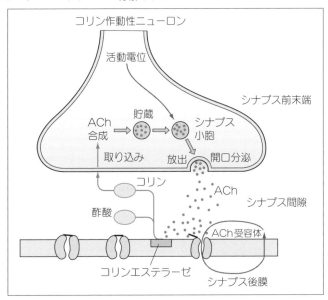

図 神経筋接合部でのアセチルコリン〈ACh〉放出

（大地陸男：生理学テキスト 第5版. 2007）

3 興奮収縮連関 ★

・運動神経の興奮から筋収縮に至る一連の過程を<u>興奮収縮連関</u>という.

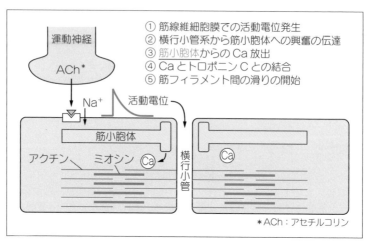

① 筋線維細胞膜での活動電位発生
② 横行小管系から筋小胞体への興奮の伝達
③ <u>筋小胞体からの Ca 放出</u>
④ Ca とトロポニン C との結合
⑤ 筋フィラメント間の滑りの開始

＊ACh：アセチルコリン

図　興奮収縮連関

4 筋収縮の種類 ★

1) 収縮様式

(1) 等尺性収縮 CP

・筋の両端が固定された状態で収縮する場合で, 筋の長さが変化しない.

(2) 等張性収縮 CP

・筋の一端が固定され, 他方に重なりが負荷された状態で収縮する場合で, 筋の張力が一定で長さが変化する.

2) 単収縮と強縮

(1) 単収縮

・1回の活動電位に対して筋が収縮して弛緩する過程.

(2) 強縮

・不応期に入らない短い間隔で繰り返し刺激を加えると, 筋は次々と刺激されるため収縮が融合し, 収縮しっぱなしの状態となる. これを<u>強縮</u>という.

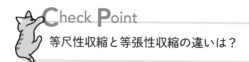

Check Point

等尺性収縮と等張性収縮の違いは？

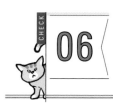

06 バイタルサイン

1 バイタルサイン ★★★

・体温，脈拍，呼吸，血圧など生きている状態を示す指標のこと．

2 体温 ★★

・成人で36～37℃（腋窩）．
・直腸温は，腋窩より0.5℃高く，口腔温は両者の中間である．
・年齢，個人，行動などによって異なり，午前4～6時頃が最も低く，午後2～7時頃が最も高くなる．

3 脈拍 ★★

・心室の収縮により血液が大動脈に送り込まれるときに生じる波動が，全身の動脈に伝わり触知されるものを脈拍という．
・60回/分以下を徐脈，100回/分以上を頻脈とよぶ．
・脈拍は1分間の脈拍数とリズムで表現する．また，脈拍の乱れている状態を不整脈という．

[脈拍数の基準値]

成人男子	65～75回/分
成人女子	70～80回/分
老　人	60～70回/分
学童期	70～90回/分
幼　児	90～120回/分

4 血圧 ★★★

・血圧とは心臓から押し出された血液が動脈壁に作用する圧力のこと．
・血圧の構成因子には，左心室収縮力，循環血液量，動脈壁の弾性，末梢血管抵抗，血液粘着性などがある．
・心臓収縮期の血圧を最高血圧，心臓拡張期の血圧を最低血圧といい，最高血圧と最低血圧の差を脈圧という．
・最高血圧140mmHg，最低血圧90mmHg以上を高血圧症という．
・急に血圧が上昇すると動脈圧受容器が感知し，血圧を下げようとする反射が起こる．
・心拍数が増加すると血圧は上昇する．

[動脈圧受容器]

・動脈圧受容器は<u>大動脈弓</u>および<u>頸動脈洞</u>に存在し，動脈圧上昇（血圧上昇）を検知する．
・動脈圧受容器が血圧上昇を感知すると，迷走神経や舌咽神経を介して血圧を低下させる．これを動脈圧受容器反射という．
・酸素分圧が高い状態では<u>ヘモグロビン</u>〈Hb〉は酸素を解離しにくく，末梢組織など酸素分圧が低い状態ではヘモグロビンは酸素を解離しやすくなる．

5 呼吸 ★★

・肺は空気中の<u>酸素</u>を血液に取り込み，<u>二酸化炭素</u>を排出する．
・肺は周期的に拡張・収縮するため，1分間あたりの肺の動きを呼吸数として計測する．

```
乳　児：30〜40回/分（腹式呼吸）
学童児：20〜25回/分
成　人：16〜50回/分
```

6 肺胞におけるガス交換 ★

・肺胞気中の酸素は血液に溶解し，その大部分は赤血球中の<u>ヘモグロビン</u>〈Hb〉に結合する．
・酸素分圧と Hb の酸素飽和度の関係を示す曲線を<u>ヘモグロビン酸素解離曲線</u>という．
・動脈血酸素分圧は<u>100</u>mmHg以上，静脈血酸素分圧は<u>40</u>mmHg以上である．

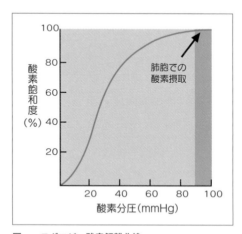

図　ヘモグロビン酸素解離曲線

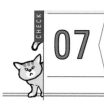

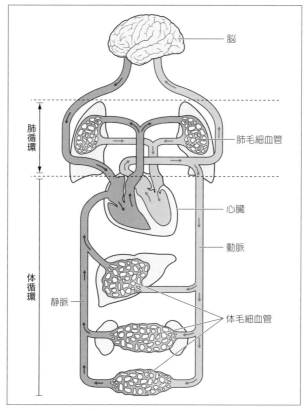

07 循環

1 血液循環 ★★★

- 人体の循環系は<u>体循環</u>と<u>肺循環</u>からなり，体循環は心臓の<u>左</u>側，肺循環は<u>右</u>側のポンプ機能による.
- 酸素濃度が高く栄養に富む血液（<u>動脈血</u>）を，全身の臓器に供給する血液循環を<u>体循環</u>という.
- 二酸化炭素濃度が高い血液を<u>静脈血</u>という.
- 右心室から出て左心房に至る血液循環を<u>肺循環</u>といい，血液を肺に運んでガス交換を行う.

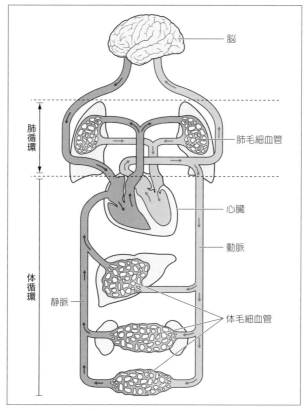

脳

肺循環

肺毛細血管

心臓

動脈

体循環

静脈

体毛細血管

図　体循環と肺循環[1]

2 興奮伝導系（刺激伝導系）　★★

- ・心臓は洞（房）結節（右心房内面に存在する）による歩調取り電位の発生により，自発的に興奮を繰り返す．
- ・洞（房）結節で発生した興奮は，房室結節→房室束〈His束〉→プルキンエ線維を経由して，心室筋全体に興奮が伝わる．これを興奮伝導系〈刺激伝導系〉という．

3 心室筋，心房筋の特徴　★★

- ・脱分極相の速い立ち上がり
- ・長いプラトー相（Ca^{2+}の流入）
- ・強縮は起こらない
- ・不応期が長い

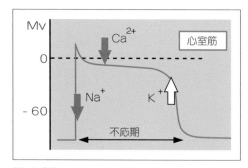

図　心室筋

※不応期：筋や神経は一度興奮を起こすと，それより一定期間は次の刺激に対して興奮を起こさない．これを不応期という．

4 心音　★

- ・聴診により聞こえるもので，第一心音と第二心音とがある．

1）第一心音

- ・心室収縮初期に聞こえる音で，房室弁（僧帽弁，三尖弁）の閉鎖音である．
- ・心電図のQRS群に一致する．
- ・脈拍と同時に聞こえる．

2）第二心音

- ・心室拡張期初期に大動脈弁と肺動脈弁が閉じるときに聞こえる．
- ・心電図のT波の終わりに一致する．

5 心電図 ★★

- ・心電図とは心臓の電気的興奮を体表面から記録したもの.
- ・興奮伝導系の興奮により心筋は<u>収縮</u>する.
- ・心電図から<u>心拍数</u>や心筋活動時間が情報として得られるが, 心拍出量や心筋収縮量はわからない.

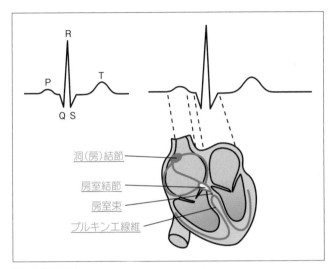

図 心電図波形

P波	心房の興奮 (脱分極) 期のこと.
QRS群	心室全体に興奮が拡がる.
PQ間隔	房室興奮伝導時間のこと.
ST部分	QRS群の終わりからT波の始まりまでで, 心室全体が興奮している.
T波	心室が再分極する.

(CP)

Check Point

P波, QRS群, T波とは?

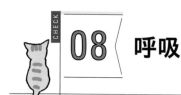

呼吸

1 呼吸 ★★

・成人の平均呼吸数は <u>16〜20</u> 回/分である.
(1) 外呼吸：外界と血液との間で行われるガス交換
(2) 内呼吸：組織で行われる血液と細胞の間で行われるガス交換

2 肺の構造 ★

・肺は胸腔の中で心臓の左右にある.
・左側に心臓があるため，左肺は右肺に比べ<u>小さく</u>，左気管支の分岐角度は<u>大きい</u>.

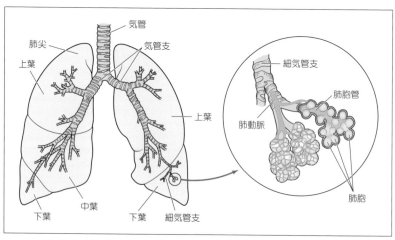

図 気管と気管支・肺の構造[1]

3 呼吸運動 ★★

・胸郭（脊柱，胸骨，肋骨，横隔膜）の伸縮により，胸膜腔の圧が変化し呼吸が行われる.
(1) 吸息運動：<u>外肋間筋</u>と横隔膜の収縮により行われる.
(2) 呼息運動：<u>内肋間筋</u>と<u>腹筋</u>の収縮により行われる.

4 肺気量分画　★★

①**1回換気量**：1回の呼吸で肺に出入りする空気の量．成人で400～500 mL.
②**予備吸気量**：安静位吸気位から，さらに吸気して最大吸気位まで追加吸入できる量．
③**予備呼気量**：安静位呼気位から，さらに呼出して最大呼気位まで努力呼出できる量．
④**肺　活　量**：最大吸気位から最大呼気位までゆっくりと呼出した量．
⑤**残　気　量**：最大努力呼気後に残る肺内気量．
⑥**機能的残気量**：安静呼気位において肺内に存在する量で，予備呼気量に残気量を加えたもの．

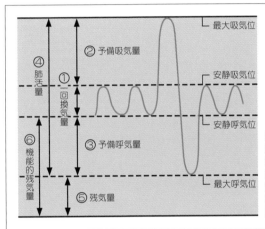

図　肺気量の区分（スパイログラム）

5 呼吸の化学的調節　★★

・呼吸運動によって動脈血の酸素〈O_2〉分圧，二酸化炭素〈CO_2〉分圧，pHの恒常性が保たれている．
・延髄の呼吸中枢や頸動脈小体，大動脈体に化学受容器が存在し，血液のO_2分圧，CO_2分圧，pHをモニタしている．
・血液のpHが低くなる（酸性に傾く，血中CO_2濃度が高くなる）と呼吸は促進し，逆にpHが高くなる（アルカリ性に傾く，血中O_2濃度が高くなる）と呼吸運動は抑制される．
・呼吸運動は息を吸い込む吸息運動と，息を吐き出す呼息運動の繰り返しである．呼吸運動により外気の酸素が血液中に取り込まれ，血液中のCO_2が排出される．
・血液中のCO_2濃度が高くなるとpHは低くなる．これを呼吸性アシドーシスという．
・呼吸性アシドーシスの状態になると延髄の呼吸中枢が興奮し，呼吸運動が促進される．

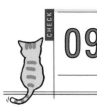

体温調節

❶ 体温 ★★

・体温とは身体内部の温度 (核心温度) のことで，環境温度によらずほぼ一定温度を維持している.
・核心温度は高い順から，直腸温 > 口腔温 > 腋窩温である．正常腋窩温は 36.89 ℃ ± 0.342 である.
・体温は明け方 (午前4時〜6時頃) が最も低く，夕方 (午後2時〜7時頃) 最も高くなる．これを日内変動という.

❷ 体熱の産生 ★★

・主な体熱産生器官は肝臓と骨格筋である.
・安静時の体熱は主に肝臓などの内臓臓器が産生する.
・寒冷環境では，骨格筋は律動的に収縮する (ふるえる) ことで熱を産生する (ふるえ熱産生).

❸ 体熱の放散 ★★

・体熱は皮膚からの①放射 (体表面から赤外線として熱が放射される)，②伝導 (体表面に接触したものを介して熱が移動する)，③水分の蒸発 (不感蒸泄と発汗による熱の放散)，④呼吸 (唾液や鼻汁による呼吸性蒸発性放散) によって放散される.

❹ 発汗 ★

・発汗は視床下部，自律神経 (交感神経) を介して行われる.
・汗腺から汗 (水分) を分泌し，体表面から蒸発させることで熱の放散を増加させる.
・発汗によって体温は下がる.
・体温調節に関係する汗腺はエクリン腺で，体表全域に分布している.

発汗の種類

温熱性発汗	温熱刺激が閾値を超えると，手掌や足底以外の皮膚の汗腺で起こる.
精神性発汗	精神緊張や興奮が原因で手掌や足底，腋窩など限られた部位のみ発汗する.
味覚性発汗	味覚刺激によって生じる顔面に限局した発汗である.

5 体温の調節 ★

- 体温は<u>視床下部</u>に存在する体温調節中枢によって維持されている.
- 体温調節中枢は現在の体温と核心温度の基準値(37℃)との温度差を検知し,体熱の生産や放散により一定の温度を保つ.
- 視床下部前部に温熱中枢,後部に寒冷中枢があり,温熱中枢が皮膚温度,深部温度,脊髄,脳幹,視床下部の温度を検知する.
- 寒冷中枢は熱産生のための中枢で,寒冷中枢が働くと代謝が高められ体熱産生が<u>増加</u>する.

6 体温の変動 ★★

- 発熱は感染によって起こることが多く,細菌の毒素などの外因性発熱物質が白血球に作用して内因性発熱物質であるインターロイキン1を産生する.
- インターロイキン1は視床下部に作用し,<u>プロスタグランジンE2</u>を産生し体温調節中枢の基準値(<u>セットポイント値</u>)を上昇させ,体温が上昇する.

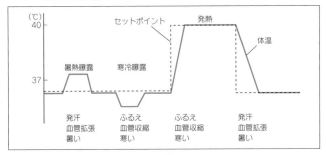

図 発熱時と正常時における体温調節[1]

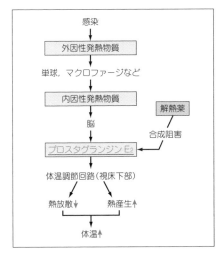

図 発熱の機序[1]

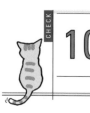

10 ホルモンとその作用

1 ホルモン ★★★

・ホルモンは内分泌器官や<u>内分泌腺</u>でつくられる.
・ホルモンは身体の発育,成長,代謝などを調節し,<u>生体の恒常性</u>の維持を行う.

2 内分泌器官 ★★★

・ホルモンを産生する内分泌器官には,下垂体,甲状腺,上皮小体(副甲状腺),膵臓(ランゲルハンス島),副腎,精巣,卵巣,松果体がある.

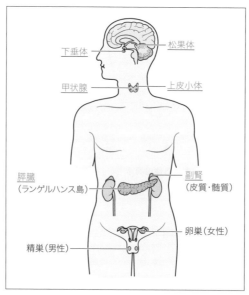

図 内分泌腺の位置[1]

3 ホルモンの種類とその作用 ★★★

ホルモン	産生臓器	作用
サイロキシン	甲状腺	基礎代謝促進，血糖上昇作用
カルシトニン		血中Ca濃度低下，骨吸収抑制
パラトルモン	副甲状腺	血中Ca濃度上昇，骨吸収促進
ビタミンD₃	腎　臓	血中Ca濃度上昇，骨吸収促進
成長ホルモン	下垂体前葉	身体の成長促進
プロラクチン		乳汁分泌刺激
バソプレッシン	下垂体後葉	抗利尿作用（腎臓での水分の再吸収促進作用），血圧上昇
オキシトシン		射乳，子宮筋収縮
アドレナリン	副腎髄質	交感神経興奮作用
糖質コルチコイド （コルチゾン）	副腎皮質	抗炎症作用，血糖上昇作用，免疫抑制作用
電解質コルチコイド （アルドステロン）		腎臓でのナトリウム再吸収促進作用
インスリン	膵　臓	血糖低下作用
グルカゴン		血糖上昇作用
パロチン	唾液腺	骨，軟骨，歯の石灰化促進作用
テストステロン	精　巣	筋肉増大，骨格の発達
エストロゲン	卵　巣	乳腺細胞の増殖促進，卵巣排卵制御
プロゲステロン	卵巣（黄体）	乳腺の発達，妊娠の維持，体温上昇作用
メラトニン	松果体	概日リズム〈サーカディアンリズム〉，睡眠調節

CP

Check Point

血糖値の調節に関わるホルモンは？

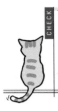

11 血液型

1 血液型 ★★

· 血液型とは，赤血球の膜上にある抗原の種類によって分類される遺伝形式で，免疫検査によって判定される．

2 ABO式血液型 ★★★

· ABO の遺伝子がメンデルの優性遺伝の法則に従って遺伝する．
· AとBに優劣はなく，ともにOに対し優性である．
· ヒトの赤血球の膜にはABO型抗原を決定する糖脂質が存在し，A型の赤血球にはA抗原，B型にはB抗原，AB型にはA抗原，B抗原の両方が存在する．したがって，A型の血液は抗A血清で凝集反応を示し，B型では抗B血清で凝集する． CP①

3 血液型の判定 ★★★

· 判定は赤血球にA抗原がなければ血清中に抗A抗体があり，B抗原がなければ，抗B抗体があるという規則に従う．
· 検査を受ける血液の赤血球（被検血球）のA, B抗原の存在の有無を判定する．
· 被検血球と抗A抗体または抗B抗体との凝集反応をオモテ検査という．
· 検査を受ける血液の血清（被検血清）の抗A抗体，抗B抗体の存在の有無を判定する凝集反応をウラ検査という． CP②
· オモテ検査で凝集する反応の組合せは，ウラ検査では凝集しない．

1）ABO式血液型

血液型	赤血球抗原	血清抗体
A	A抗原	抗B抗体
B	B抗原	抗A抗体
AB	A抗原およびB抗原	なし
O	なし	抗A抗体および抗B抗体

2) ABO式血液型オモテ検査

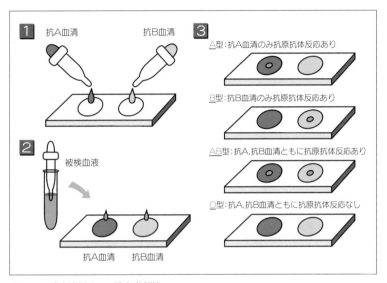

図　ABO式血液型オモテ検査（試験）

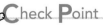Check Point

① A抗原，B抗原とは？

② オモテ検査とウラ検査の違いは？

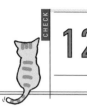

12 口腔感覚

1 口腔感覚の種類　★★

・口腔感覚には，体性感覚と特殊感覚とがある.

1）体性感覚
（1）皮膚感覚（表面感覚）：口腔粘膜の感覚（触覚，圧覚，温覚，冷覚，痛覚）
（2）深部感覚：歯，歯髄，顎関節，咀嚼筋，舌筋の感覚

2）特殊感覚
・嗅覚，視覚，聴覚，平衡感覚，味覚

2 口腔粘膜の感覚　★★★

・口腔粘膜の感覚には，温覚，冷覚，触覚，圧覚，痛覚，味覚および渇きの感覚がある.
・口腔粘膜には多数の自由神経終末と少数の特殊受容器（マイスネル小体，メルケル盤，ルフィニ小体，クラウゼ小体）があり，主に三叉神経により支配されている.
・神経支配は口腔前方で密度が高く，口唇や舌の感受性が高い.

3 感覚点の分布密度　★★

・分布密度は口腔前方部のほうが後方部に比べて高い.
・感覚点の多さは，痛点＞触点＞冷点＞温点である.
・痛覚は同じ刺激が長時間加わっても順応が起きにくい.
・順応とは，生体に一定の大きさの刺激を持続的に与えているときに，感覚がしだいに減少すること.
・痛覚は順応が遅いが，触覚は速い. 圧覚や温度感覚はその中間にある.

4 二点弁別閾（二点識別閾）　★★

・触覚を識別し，"二点"を"二点"として分離して感じとれる最小距離のこと.
・顔面領域の表面感覚は身体に比べて鋭敏である.
・顔面領域では舌尖の感覚が特に鋭敏である.

5 歯の感覚 ★★★

1）圧覚（触覚）
・歯の感覚受容器は<u>歯根膜</u>にある．
・前歯部のほうが臼歯部に比べて<u>鋭敏</u>である．

2）咬合感覚
・上下の歯の間で物をかんだときの感覚のことで，上下の歯の歯根膜，咀嚼筋および顎関節からの感覚情報を統合して認知される．

3）位置感覚
・刺激が加わった部位を認識することを定位といい，定位は圧の加わる部位により差があり，前歯部のほうが臼歯部より定位が<u>よい</u>．

4）歯髄感覚
・歯髄の感覚は主として<u>痛覚</u>であり，刺激の種類を問わない．
・歯髄の知覚受容器は自由神経終末で，<u>Aδ</u>線維および<u>C</u>線維である．

6 歯根膜の感覚 ★★

・歯根膜の感覚受容器は触覚，圧覚および痛覚で，臼歯部に比べて<u>前歯部</u>で多い．
・歯の感覚の受容や<u>歯根膜咬筋反射</u>などに関与する． CP

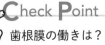

Check Point

歯根膜の働きは？

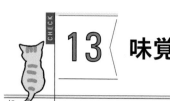

1 味覚の受容器 ★★

・味覚の受容器を味細胞といい，味蕾の中に存在する．

2 味蕾 ★★

・味蕾は口腔，咽頭，喉頭，舌乳頭（茸状乳頭，葉状乳頭，有郭乳頭）の粘膜に広く分布する．
・糸状乳頭に味蕾は存在しない．
　①茸状乳頭：舌前方2/3，舌縁部，舌尖部
　②葉状乳頭：大臼歯付近の舌縁部
　③有郭乳頭：舌分界溝に並ぶ

3 味の5基本味 ★★★

味　　覚	味物質
甘　　味	グルコース，スクロース
塩　　味	塩化ナトリウム
苦　　味	塩酸キニーネ
酸　　味	クエン酸，酒石酸
うま味	グルタミン酸ナトリウム，イノシン酸ナトリウム

4 味覚閾値 ★★

・味覚が生じるためには，ある一定以上の濃度でなければならず，味があるかどうかわかる濃度を味覚閾値という．
・味覚閾値は濃度の低い順に，①一般閾（味があることはわかるが何の味かわからない），②判断閾（思考に訴えて何の味か判断できるときの濃度），③知覚閾（その味がすぐにわかる濃度）に分けられる．
・唾液分泌に最も効果的なのは酸味で，苦味，塩味，糖質の順で効果が弱くなる．
・味覚閾値は，甘味＞塩味＞酸味＞苦味の順で，低くなる．
・すなわち，苦味を最も感じやすい．

5 味覚の神経機構 ★★★

・味覚は顔面神経，舌咽神経および迷走神経により支配されている． CP
①舌前方2/3：顔面神経 (鼓索神経)
②舌後方1/3：舌咽神経
③硬口蓋，軟口蓋：顔面神経 (大錐体神経)
④咽頭，喉頭：迷走神経

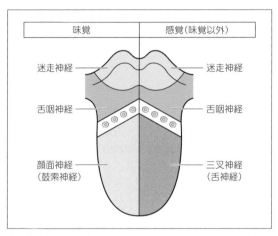

図　味覚の神経機構

6 味盲 (PTC味盲) ★

・大多数の人が苦味として感じる物質 (PTC：フェニルチオカルバミド) に対して，まったく苦味を感じない人がいる．これを味盲という．
・味盲はPTCに対してだけ味を感じないだけで，ほかの味覚は正常である．

7 味覚異常 ★

・味覚異常は，口腔乾燥やある種の薬物 (向精神薬や抗癌剤など)，亜鉛欠乏などによって生じる味覚の喪失のこと．

Check Point

味覚に関与する脳神経は？

14 唾液

1 大唾液腺 ★★★

	部位	唾液腺の開口部	分泌支配 神経・神経節	腺房の比率	唾液の性状
耳下腺	耳介直下の皮下	耳下腺乳頭	舌咽神経・耳神経節	漿液性腺房	漿液性
顎下腺	顎下三角	舌下小丘	顔面神経・顎下神経節	漿液性腺房＞粘液性腺房	混合性
舌下腺	舌下粘膜の直下	舌下ヒダ	顔面神経・顎下神経節	漿液性腺房＜粘液性腺房	混合性

＊小唾液腺は口腔内に無数に存在する. ただし，歯肉にはない.

2 唾液の分泌機序 ★

- ・唾液腺は，唾液をつくる腺房部と唾液を口腔内へ導く導管部から構成される.
- ・腺房では自律神経の作用により，唾液が産生される.
- ・交感神経が興奮すると主にタンパク質が分泌される (粘稠性唾液).
- ・副交感神経が興奮すると主に水分が分泌される (漿液性唾液).

3 唾液の性状 ★★

- ・唾液の性状は，唾液の分泌速度や分泌刺激によって変化する. CP①
- ・分泌速度の上昇とともに濃度が上昇するイオン：Na^+, Cl^-, HCO_3^-, Ca^{2+}
- ・分泌速度の上昇とともに濃度が低下するイオン：K^+, H^+ (pH上昇), Mg^{2+}

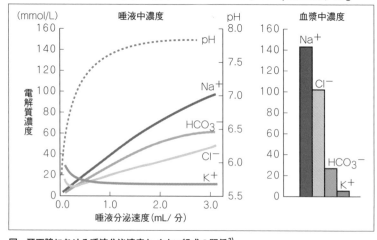

図 耳下腺における唾液分泌速度とイオン組成の関係[2]

4 唾液分泌 ★★★

- ・唾液の分泌は，無刺激でも常時少量の唾液が分泌する<u>安静時唾液</u>(固有唾液)と，刺激によって分泌される<u>反射唾液</u>(刺激唾液)とがある．
- ・安静時唾液，反射唾液ともに<u>顎下腺唾液</u>が最も多い．
- ・分泌量は，ヒトでは1日平均<u>1.0〜1.5</u>Lである．
- ・pHは5.5〜8.0の間を変動する．分泌が盛んなときはpHが<u>上</u>がり(弱アルカリ性)，分泌量が少ないときはpHが<u>下</u>がる(弱酸性)．

5 唾液の働きと関与成分 ★★

(1) 洗浄作用
水分による酸や糖質の洗い流し．う蝕をはじめとする口腔疾患の予防に重要．

(2) 湿潤作用
<u>ムチン(糖タンパク質)</u>による咀嚼や嚥下の補助，舌運動の円滑化．

(3) 消化作用
<u>アミラーゼ</u>によるデンプン，グリコーゲンの多糖類の分解．

(4) 再石灰化促進作用
<u>スタテリン</u>，カルシウム，リン，フッ素による働き．

(5) 歯質保護作用
唾液中の糖タンパク質がペリクルを形成．

(6) 抗菌作用 CP②
①<u>リゾチーム</u>：細菌の細胞壁を溶解．
②<u>分泌型IgA〈sIgA〉</u>：粘膜(消化管や呼吸器)免疫の主役，<u>母乳</u>，<u>唾液</u>に多い．
③<u>ラクトフェリン</u>：細菌から<u>鉄</u>を奪い増殖を抑制する．
④<u>ペルオキシダーゼ</u>：<u>過酸化水素</u>と反応し抗菌作用を示す．
⑤<u>ヒスタチン</u>：抗菌，<u>抗真菌</u>作用をもつ．
⑥<u>ディフェンシン</u>：細菌の細胞膜に孔を形成する．
⑦チオシアン酸塩：殺菌作用をもつ．

(7) 緩衝作用
<u>重炭酸塩</u>(85%)とリン酸塩(15%)により，pHがほぼ一定に保たれる．唾液の緩衝能が高いほどう蝕活動性は<u>低</u>い．

Check Point

① 唾液分泌速度の上昇とともに濃度が上がるのは？
② 唾液中の抗菌物質は？

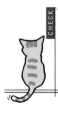

15 顎反射

1 顎反射 ★★★

- 顎口腔領域に加えられた刺激によって，下顎が開口ないし閉口する反射のこと．
- 顎反射は<u>三叉神経</u>を介して生じる． CP

2 顎反射の種類と作用 ★★

	反射の引き金	作用
開口反射	・顔面皮膚，口唇，口腔粘膜，歯肉，歯髄などへの侵害刺激（痛み）	・開口筋の反射的収縮と<u>閉口筋の抑制</u>により開口する． ・多シナプス反射である． ・三叉神経脊髄路核を介する． ・一種の防御反応（<u>屈曲反射</u>）に相当する．
下顎張反射	・閉口筋（咬筋）中の<u>筋紡錘</u>の伸張	・閉口筋（咬筋）が収縮して閉口する． ・<u>下顎安静位の保持</u>に関与する（上下の臼歯は接触しない）． ・単シナプス反射である． ・三叉神経中脳路核を介する． ・<u>膝蓋腱反射</u>に相当する．
歯根膜咬筋反射	・歯への触・圧刺激により，歯根膜中にある感覚受容器への刺激	・閉口筋の活動が高まり，閉口する． ・<u>咀嚼力の調節</u>に関与する．
閉口反射	・舌根部への刺激	・<u>嚥下</u>の誘発に関与し，口唇閉鎖がみられる．

［開口反射］

- 食物の中に小石などの硬い物が混ざっていた場合や，食事中歯肉に魚の骨が刺さったときなどに生じる反射である．

［下顎安静位］

- 嚥下，発音，咀嚼という口腔の機能時に下顎は一連の運動をするが，これらの機能が終わった後には，下顎は上顎との間にほぼ一定の距離を保って静止する．このような下顎の静止位を<u>下顎安静位</u>といい，約2〜3mmである．

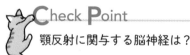

Check Point

顎反射に関与する脳神経は？

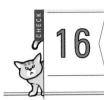

16 摂食嚥下と嘔吐

1 摂食嚥下 ★★★

- 食べる行為は，摂食嚥下の5期として，①先行期(認知期)，②準備期(咀嚼期)，③口腔期，④咽頭期，⑤食道期に分けられる．

[摂食嚥下の5期モデル]

		先行期(認知期)	摂食行動の中で，視覚や嗅覚を使って食物を確認する時期．目前の食材や調理形態を，過去の経験(すなわち記憶)と比較して判断し，食べてよいかどうかを確認する．
摂食嚥下の5期		準備期(咀嚼期)	摂食可能と判断された食物を随意運動により口腔内に摂取する．咀嚼することで粉砕処理ならびに唾液との混和が行われ，嚥下に適した物性に調整される．
	嚥下の3期	口腔期	食塊が口腔から咽頭に送り込まれる時期． 自分の意思で随意的に止めることも可能であるが，通常の食事ではほとんど無意識のうちに起きる．
		咽頭期	食塊が咽頭を通過し，食道に送り込まれる時期． ひとたび誘発されると，周囲にある多くの筋が順序よく収縮・弛緩する反射性運動である．
		食道期	食塊を胃まで押し進める反射性運動で，蠕動運動が主体の時期．

2 嚥下運動 ★★

口腔相 (食物が口腔から咽頭に送られる時期)	・運動を意識的に調節できる随意相 ・舌背が後下方に傾斜し，食物が咽頭に入る． ・口唇は閉鎖し，上下歯は咬合する．
咽頭相 (咽頭から食道までの時期)	・意識的には調節できない時期である． ・食物が舌根，咽頭，軟口蓋，喉頭蓋などの粘膜が刺激され，嚥下反射が誘発されることで始まる． ・舌の後部挙上(咽頭腔と口腔の遮断) ・軟口蓋の挙上(咽頭腔と鼻腔の遮断) ・喉頭蓋の下方回転と声門閉鎖(喉頭腔の遮断)
食道相 (食道から胃までの時期)	・食道の蠕動運動によって，食物が食道から胃へと移動する．

3 嘔吐 ★

・食べた物を戻すことを嘔吐という.
・嘔吐は反射運動であり, 延髄の嘔吐中枢からの指令で起こる. CP

4 嘔吐に伴う自律反射と随伴症状 ★

・唾液分泌亢進
・冷汗
・顔面蒼白
・頻脈
・瞳孔散大

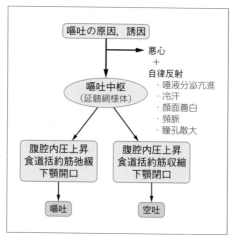

図 嘔吐, 空吐の機序[2]

5 歯科治療に特有の嘔吐, 空嘔吐(空吐)の原因 ★

・口腔, 咽頭粘膜への機械的刺激(エックス線フィルム, 印象採得用トレーの後縁)
・口腔, 咽頭粘膜への化学的刺激(酸, アルカリ, 消毒液)
・咽頭反射:咽頭後壁を触ると起こる(空吐, 嘔吐)
・歯科治療の苦い経験, 不安, 恐怖など心理精神的要因(ニオイ, 音, 白衣)

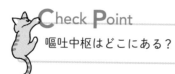

Check Point

嘔吐中枢はどこにある?

4章

生化学

POINT

　生化学の基礎で，よく出題される問題は，消化酵素，基礎代謝などです．

　また，唾液に関する問題は「生理学」の唾液の項目に集約しました．

　栄養学の基礎，食生活指導は『直前マスター④主要三科』で学習しましょう．

　なお，生化学は解剖学や生理学と同じ項目で出題されますが，ここで学ぶことで，効率よく学習できるでしょう．

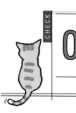

01 人体の組成

1 人体の水分布 ★

・ヒトの構成成分のうち最も量が多いのは水 (成人で約60%) である.

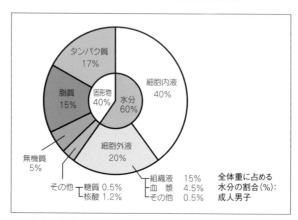

図　人体の組成

2 細胞内液と細胞外液 ★

・細胞内液とは, 細胞内に存在する体液で, 体重の約40%を占める.
・細胞外液とは, 細胞外に存在する体液で血漿, 細胞間液をいう.

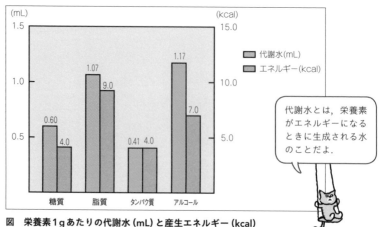

代謝水とは, 栄養素がエネルギーになるときに生成される水のことだよ.

図　栄養素1gあたりの代謝水 (mL) と産生エネルギー (kcal)

3 細胞の化学組成 ★★

・細胞内では，①水，②タンパク質，③脂質，④糖質，⑤核酸，⑥無機イオン，その他の順に多い．ＣＰ
・人体でも水が一番多いが，2番目以降は肥満度によって異なる．

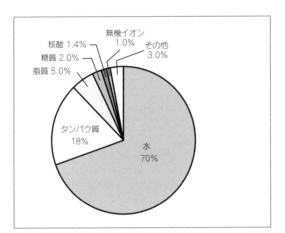

図　細胞の化学組成

Check Point

細胞内の化学組成は？

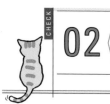

02 血糖値の調節

1 血糖とその調節 ★★

- 血糖とは血液中のグルコース (ブドウ糖) をさす.
- 空腹時の血糖値は70〜110mg/dLである.
- 食後血糖値は約30分で最大 (130〜140mg/dL) となり, 約2時間後に正常値に戻る.
- 脳のエネルギー源はグルコースであり, 脂肪酸はエネルギーにならない.
- 余剰のグルコースはまず肝臓, 筋肉でグリコーゲンとして貯蔵され, 次いで脂肪細胞で中性脂肪 (トリグリセリド) として貯蔵される.
- 血糖値の維持に利用されるグリコーゲンは肝臓グリコーゲンである.
- 筋肉グリコーゲンは血糖値の維持に利用されない.
- 肝臓グリコーゲンが枯渇すると, アミノ酸, 乳酸, グリセリン (グリセロール) などからグルコースがつくられる ➡ これを糖新生という.
- 脂肪酸はグルコースに変換できない.

Xmg/dLとは, 100mL中にXmg存在するという意味.

2 血糖値の調節ホルモン ★★★

1) 血糖値を上昇させるホルモン 〔CP①〕

- グルカゴン, アドレナリン (エピネフリン), グルココルチコイド
- 成長ホルモンは肝臓でのグリコーゲン分解を促進する.

(1) グルカゴン
- 膵臓ランゲルハンス島・A細胞 (α細胞) から分泌されるペプチドホルモン.
- 肝臓でのグリコーゲン分解を促進する.

(2) アドレナリン
- 副腎髄質から分泌され, アミノ酸の一種であるチロシンからつくられる.
- 肝臓でのグリコーゲン分解を促進する.
- 心拍数上昇, 血圧上昇, 基礎代謝上昇作用をもつ.

(3) グルココルチコイド
- 副腎皮質から分泌されるステロイドホルモン.
- 糖新生により血糖値を上昇させる.

財布(小銭：グルコース)と銀行(貯蓄：グリコーゲン)の関係で覚えるにゃ.

2）血糖値を下げるホルモン CP②

（1）インスリン
・血糖値を低下させるホルモンは<u>インスリン</u>のみである．
・膵臓ランゲルハンス島・<u>B細胞</u>（<u>β細胞</u>）から分泌されるペプチドホルモン．

（2）インスリンの働き
・インスリンは肝臓，筋肉での<u>グリコーゲン</u>合成を促進する．
・インスリンは脂肪細胞での<u>中性脂肪</u>合成を促進する．
・インスリンの働きが悪くなると，<u>糖尿病</u>になる．

血糖値を下げるホルモンはインスリンだけと覚えるにゃ．

Check Point

① 血糖値を上げるホルモンは？
② 血糖値を下げるホルモンは？

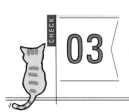

栄養素の消化・吸収

・消化作用には，①機械的消化，②化学的消化，③生物学的消化の3つがある．

1 消化酵素とその作用　★★★

CP

消化液	消化酵素	基質（別名）	生成物（別名）
唾液	唾液アミラーゼ	デンプン	グリコーゲン
		マルトース（麦芽糖）	マルトース
胃液	ペプシン	タンパク質	ポリペプチド
膵液	トリプシン	タンパク質	ポリペプチド ペプチド ジペプチド
	キモトリプシン	タンパク質	ポリペプチド ペプチド ジペプチド
	膵液アミラーゼ	デンプン，グリコーゲン	マルトース
	リパーゼ	トリグリセリド（中性脂肪）	脂肪酸，グリセリン
小腸液 （小腸粘膜）	アミノペプチダーゼ （膜消化酵素）	ペプチド	アミノ酸
	ジペプチダーゼ	ジペプチド	アミノ酸2分子
	スクラーゼ	スクロース	グルコース，フルクトース
	マルターゼ	マルトース（麦芽糖）	グルコース（ブドウ糖）2分子
	ラクターゼ	ラクトース	グルコース，ガラクトース

(注) ポリペプチドはアミノ酸が多数結合したもの，ジペプチドはアミノ酸が2つ結合したものをいう．

2 栄養素の吸収　★★

・タンパク質は消化酵素によりアミノ酸になり，小腸より吸収され，門脈を経て肝臓へ送られ，グリコーゲンとなる．
・グルコース（ブドウ糖）はフルクトース（果糖）よりも吸収が速い．
・食事由来のトリグリセリド（中性脂肪）は小腸でキロミクロンとなり，エネルギーが十分なときは脂肪細胞へ，飢餓のときは肝臓や筋肉へ運ばれる．

3 リポタンパク質の種類と働き ★

- ・リポタンパク質とは脂質（トリグリセリド，コレステロール，リン脂質）とタンパク質の複合体のことで，その密度や大きさによって4つに分類される．
- ・適度の運動はインスリン（中性脂肪の分解を抑制し，脂肪蓄積を促進）の濃度を低下させたり，リパーゼ（中性脂肪を分解）を活性化することによって中性脂肪を低下させ，HDL（高密度リポタンパク質）を上昇させる．

1）キロミクロン（カイロミクロン）
- ・食事性脂質（特に中性脂肪）を小腸から全身へ運搬する．
- ・80～95％は中性脂肪である．

2）VLDL（超低密度リポタンパク質）
- ・肝臓で合成された脂質（特に中性脂肪）を脂肪組織や筋肉に運搬する．

3）LDL（低密度リポタンパク質）
- ・肝臓でつくられたコレステロールを末梢組織へ運ぶ悪玉コレステロール．

4）HDL（高密度リポタンパク質）
- ・末梢組織から肝臓へコレステロールを運ぶ善玉コレステロール．

> 脂質は水に溶けないのでタンパク質をくっつけて水に溶ける形に変えているよ．つまり，リポタンパク質は脂質を全身に運搬するためのトラック，血液は道路と考えるにゃ．

Check Point

糖質の消化酵素とその産物は？

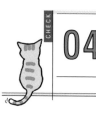

栄養素のエネルギー代謝

1 ATP ★

- 生体のエネルギーはATP〈アデノシン三リン酸〉である.
- ATPは細胞質の解糖系とミトコンドリアのTCA回路および電子伝達系でつくられる.
- ATPはグルコースの分解や脂肪酸の分解により産生される.

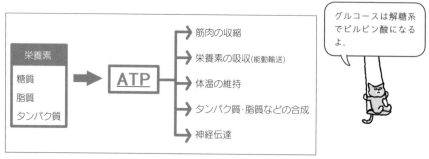

グルコースは解糖系でピルビン酸になるよ.

図 ATP

2 エネルギー代謝の全体像 ★

- グルコースは解糖系, クエン酸回路, 電子伝達系の代謝過程によって最大38分子のATPを産生する.
- 脂肪酸はβ酸化を経て, アセチルCoAとなり, クエン酸回路に合流する.
- グリセリンは解糖系に合流する.

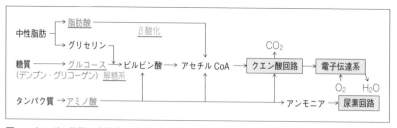

図 エネルギー代謝の全体像

❸ 基礎代謝量 ★★★

・身体的・精神的に安静な状態で代謝される生命維持に必要な覚醒時の最小限のエネルギー消費量を<u>基礎代謝量</u>という.

基礎代謝はよく出題されるよ.

1) 基礎代謝量の測定条件

<u>早朝空腹時</u>, <u>安静仰臥位</u>, 快適な温度環境 (<u>20〜25</u>℃), <u>覚醒状態</u>

2) エネルギー量の計算式

・基礎代謝量 = <u>基礎代謝基準値</u> × <u>基準体重</u>
・推定エネルギー必要量 = <u>基礎代謝量</u> × <u>身体活動レベル指数</u>
・安静時代謝量 = <u>基礎代謝量</u> × 1.2
・1日消費エネルギー量 = <u>基礎代謝量</u> (約60%) + <u>食事誘発性体熱産生</u> (約10%) + <u>活動時エネルギー消費量</u> (約30%)

3) 身体活動レベルと指数

Ⅰ (低 い): <u>1.50</u>
Ⅱ (ふつう): <u>1.75</u>
Ⅲ (高 い): <u>2.00</u> (18〜69歳)

4) 基礎代謝に影響する因子

(1) 性: 同体重では男性 <u>></u> 女性
(2) 年齢
・体重1kgあたりでは <u>1〜2</u> 歳が最高, 加齢に伴い<u>低下</u>する.
・1日当たりでは男性<u>15〜17</u>歳, 女性<u>12〜14</u>歳が最高である.
(3) 体格
・<u>体重</u>および<u>体表面積</u>に比例する.
・同体重では身長が<u>高い</u>ほうが大きい.
・筋肉質 (スポーツマン・筋肉労働者など) <u>></u> 肥満型
(4) 体温
・体温の<u>高い</u>人ほど高い.
・発熱時は<u>増加</u>する.
(5) 環境温度: 冬, 寒冷地で<u>高く</u>なる.
(6) 栄養状態
・低栄養状態で<u>低下</u>する.
・高タンパク食では<u>増加</u>する.
(7) ホルモン
・甲状腺機能亢進時 (<u>チロキシン</u>分泌亢進時) は<u>高く</u>なる.
・精神的緊張時 (<u>アドレナリン</u>分泌亢進時) は<u>高く</u>なる.
(8) 妊娠: 妊娠後期に15〜20%<u>増加</u>する.
(9) 月経: 月経中は<u>最低</u>, 月経2〜3日前に<u>最高</u>となる.

身長が高いほうが体表面積が大きいということにゃ.

05 **う蝕予防**

1 う蝕の発生機序 ★★

- う蝕はプラーク中のミュータンスレンサ球菌，乳酸桿菌などのう蝕病原菌が，プラークの中で乳酸などの酸を産生し，歯を脱灰することによって発生する．
- そのため，口腔細菌が利用できず，酸または不溶性グルカンを産生しない代用甘味料がう蝕予防として用いられる． CP

2 代用甘味料 ★★

- パラチノース，フラクトオリゴ糖，スクラロースはスクロース（ショ糖）からつくられる非う蝕性甘味料をさす．

大分類	小分類	甘味料名（別名）	甘味度*	その他
糖質系甘味料	オリゴ糖	パラチノース	0.50	・パラチノースはスクロース（ショ糖）の異性体** ・トレハロースはマルトース（麦芽糖）の異性体** ・トレハルロースはスクロース（ショ糖）の異性体**
		カップリングシュガー トレハロース	0.50 0.45	
		トレハルロース	0.5	
	糖アルコール	ソルビトール（ソルビット） マンニトール（マンニット） マルチトール（還元麦芽糖） キシリトール パラチニット（還元パラチノース） エリスリトール	0.6～0.7 0.57 0.75～0.80 1.08 0.50 0.7～0.80	・ソルビトールはグルコース（ブドウ糖）からつくられる ・糖アルコールを一時的に大量摂取すると一過性の下痢を引き起こす ・エリスリトールはカロリーゼロ．その他の糖アルコールは砂糖の50～70%くらいのカロリーがある．
	化学修飾系	スクラロース	600	化学合成品
非糖質系甘味料	アミノ酸系	アスパルテーム	100～200	・アスパルテームは2つのアミノ酸（フェニルアラニンとアスパラギン酸）が結合したもの
	配糖体系***	ステビオサイド（ステビア） グリチルリチン	200～300 50	
	化学合成系	サッカリン アセスルファムK	200～700 200	化学合成品

* スクロース（ショ糖）の甘味度を1.0とした場合の相対甘味度．
** 異性体とは構成元素は同じだが，できあがった分子の形が異なる化合物のこと．
*** 配糖体とは糖以外の物質とオリゴ糖が結合した化合物のこと．

3 主な代用甘味料の特徴　★

(1) **パラチノース**：ショ糖の異性体で，ショ糖のおよそ半分の甘味度をもつ.

(2) **スクラロース**：ショ糖を化学修飾した化合物で，ショ糖のおよそ600倍の甘味度をもつ.

(3) **ソルビトール**：グルコースからつくられる糖アルコールで，ショ糖のおよそ半分の甘味度をもつ.

(4) **アスパルテーム**：アミノ酸であるフェニールアラニンとアスパラギン酸が結合したペプチドで，ショ糖のおよそ200倍の甘味度をもつ.

糖アルコールは語尾に「トール」がつくよ. 代用甘味料は国試によく出るにゃ.

4 フッ素によるう蝕抑制効果　★

・再石灰化の過程でハイドロキシアパタイトの水酸基をフッ素と置き換え
　➡ フルオロアパタイトの形成 (耐酸性の向上)
・プラーク中の細菌の酸産生を阻害する.

Check **P**oint

代用甘味料はなぜう蝕を発生させない？

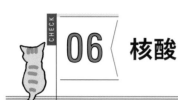

06 核酸

1 核酸の種類 ★★

- 核酸には <u>DNA</u>〈デオキシリボ核酸〉と <u>RNA</u>〈リボ核酸〉の2種類がある.
- 遺伝子の本体は <u>DNA</u> であり, 核に存在する.

2 核酸の構造 ★

- 核酸は <u>ヌクレオチド</u> が多数重合した高分子化合物である.
- ヌクレオチドは糖, 塩基, リン酸から構成される.
- DNAにおいて相補的な塩基である <u>アデニン</u>〈A〉と <u>チミン</u>〈T〉, <u>シトシン</u>〈C〉と <u>グアニン</u>〈G〉は水素結合している.

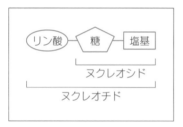

図 ヌクレオチドの構造

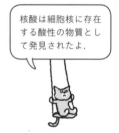

核酸は細胞核に存在する酸性の物質として発見されたよ.

[DNAとRNAの違い]

		DNA	RNA
構造		2本鎖構造	1本鎖構造
所在		<u>核</u>	核と細胞質
働き		遺伝子の本体	タンパク質の合成
構成成分	糖	<u>デオキシリボース</u>	<u>リボース</u>
	塩基	アデニン〈A〉, シトシン〈C〉 グアニン〈G〉, <u>チミン〈T〉</u>	アデニン〈A〉, シトシン〈C〉 グアニン〈G〉, <u>ウラシル〈U〉</u>
	リン酸	リン酸	リン酸

3 タンパク質の合成 ★★★

- ・タンパク質の合成は<u>リボソーム</u>で行われる.
- ・タンパク質の合成はDNAからmRNA〈メッセンジャーRNA〉への<u>転写</u>と,それに引き続くmRNAからタンパク質への<u>翻訳</u>による.
- ・このDNAからRNAを経てタンパク質に至る一連の遺伝情報の流れを<u>セントラルドグマ</u>とよぶ. CP

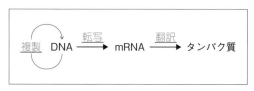

図 セントラルドグマ

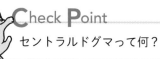

Check Point

セントラルドグマって何?

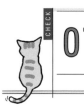

CHECK

07 結合組織

1 結合組織 ★★

- ・結合組織の構成成分は<u>コラーゲン</u>，<u>エラスチン</u>，<u>プロテオ</u><u>グリカン</u>である．
- ・コラーゲンとエラスチンは<u>線維状タンパク質</u>である．
- ・骨，皮膚，腱，象牙質，歯肉，軟骨は<u>結合</u>組織である．

> エナメル質を除き，口腔組織はほとんどが結合組織だよ．

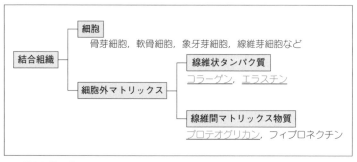

図　結合組織の成分

2 コラーゲン ★★★

1）構造

- ・<u>細胞外</u>に存在し，張力に対し強い抵抗力をもつ．
- ・ヒトの体で最も多いタンパク質で，約<u>1/3</u>を占める．
- ・<u>三本鎖ヘリックス構造（らせん構造）</u>をとる．
- ・構成するアミノ酸の約1/3は<u>グリシン</u>〈Gly〉である． **CP**
- ・アミノ酸配列はGly-X-Yの繰り返し構造からなる．
- ・ほかのタンパク質には含まれないヒドロキシリシン，ヒドロキシプロリンを特異的に含む．

2）特徴

- ・熱変性するとゼラチンになる．
- ・水に<u>溶けにくい</u>が，ゼラチンは水に<u>溶けやすい</u>．
- ・プロコラーゲンとして生合成される．
- ・マトリックス金属プロテアーゼ〈MMP〉のコラゲナーゼによって特異的に分解される．

- 必須アミノ酸をほとんど含まず，栄養価は低い．そのため，コラーゲンを食べなくても体内でつくられる．
- 生合成には<u>ビタミンC</u>が必要で，欠乏すると結合組織の成熟が阻害され，歯肉からの出血など<u>壊血病</u>となる．

3) その他

- 骨，皮膚，象牙質には<u>I</u>型コラーゲンが存在する．
- 軟骨には<u>II</u>型コラーゲンが存在する．
- 基底膜には<u>IV</u>型コラーゲンが存在する．
- ほかのタンパク質にはほとんど存在しないヒドロキシプロリンやヒドロキシリシンを含む．

3 エラスチン，プロテオグリカン ★

1) エラスチン

- 弾性線維の主成分である．
- <u>大動脈</u>，<u>靱帯</u>，<u>皮膚</u>などに含まれ，組織に伸展性や弾力性を与える．

2) プロテオグリカン

- コアタンパク質にグリコサミノグリカン（ムコ多糖）が結合した糖タンパク質である．
- 大量の<u>水</u>と結合し，組織内ではクッション，関節では潤滑油として働く．

3) 接着性タンパク質

- フィブロネクチンやラミニンなどの糖タンパク質
- 細胞膜上の<u>インテグリン</u>と糖タンパク質の細胞と接着する領域を介して接着する．

Check Point

コラーゲンを構成するアミノ酸は何？

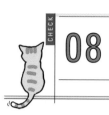

歯の構成成分

1 歯の構成成分 ★★

- 成熟エナメル質の組成は乾燥重量で99%が無機質，1%が有機質である．
- エナメル質以外の口腔組織 (象牙質，セメント質，歯槽骨，歯肉，歯髄，歯根膜など) は結合組織で，結合組織はコラーゲンを含む．
- エナメル質，歯石，プラークはコラーゲンを含まない．

> フッ素はエナメル質内部より，表層のほうに多く含まれているよ．マグネシウムや炭酸はその逆．

	無機質	有機質
エナメル質	ヒドロキシアパタイト $Ca_{10}(PO_4)_6(OH)_2$	エナメリン，アメロブラスチン (成熟期に消滅)，アメロゲニン (成熟期に消滅)
象牙質		コラーゲンが主体，ホスホホリン (象牙質特有タンパク質)
セメント質		
骨		

CP

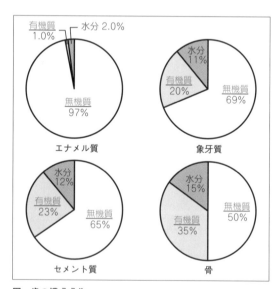

図　歯の構成成分

2 無機成分 ★★

- ・フルオロアパタイト $Ca_{10}(PO_4)_6F_2$ は，う蝕抵抗性をもつ．
- ・エナメル質のヒドロキシアパタイトは骨や象牙質のヒドロキシアパタイトよりも約10倍大きい．
- ・エナメル質に含まれるマグネシウムや炭酸はう蝕感受性を高め，フッ素はう蝕抵抗性を高める．

3 有機成分 ★★

- ・エナメルタンパク質はエナメル質の成熟に伴って消失する．
- ・象牙質，セメント質，骨は約20%の有機質を含むが，その大部分はコラーゲンである．

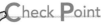

Check **P**oint

硬組織を構成する有機質と無機質は何？

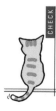

CHECK **09** 骨のリモデリングと
カルシウム濃度の調節

1 骨芽細胞と破骨細胞 ★★

・骨芽細胞は骨のマトリックスを生成する (骨形成)．その後，骨組織に埋入し骨細胞になり，骨組織を維持する．
・破骨細胞は造血幹細胞由来の多核で高い酒石酸抵抗性酸フォスファターゼ〈TRAP〉活性および炭酸脱水素酵素活性をもち，骨を吸収する．
・骨芽細胞がパラトルモン (副甲状腺ホルモン；PTH) などの刺激を受けると破骨細胞分化誘導因子RANKLを発現する．RANKLは破骨細胞前駆体の受容体RANKと結合し破骨細胞に分化する (図)．
・破骨細胞は酸〈H^+〉とカテプシンKの産生によって骨吸収し，吸収した部位をハウシップ窩という．

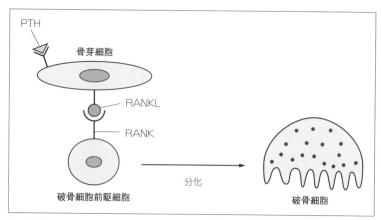

図 破骨細胞への分化

2 骨のリモデリング ★

・リモデリングは，骨芽細胞と破骨細胞によって行なわれるバランスのとれた骨の造成 (骨芽細胞による骨添加) と吸収 (破骨細胞による骨吸収) を意味する．

3 血中カルシウム濃度の調節 ★

・血中の全カルシウム濃度は2.5mM (10mg/dL) である．
・カルシウムは腸管で吸収し，骨で貯蔵，腎臓で排出される．
・血中カルシウム濃度は副甲状腺ホルモン〈PTH〉，活性型ビタミンDによって上昇し，カルシトニンによって下降する．

5章

病理学

POINT

　一般病理学も口腔病理学もまんべんなく出題されているので，一通り確認しましょう．

　一般病理学は，順番からすると，腫瘍と炎症が最も重要で，次に増殖と修復，循環障害，代謝障害になります．大変ですが，一般病理学の★★★は完全に理解しておきましょう．そうすれば安心して試験に臨めます．苦手意識だけで，基本的には難しい問題は少ないです．

　口腔病理学は「保存学」，「歯周病学」，「口腔外科学」，「口腔衛生学」と関連する問題が出ることが多いので，比較的簡単に解けるでしょう．

　最近の出題の特徴は視覚問題です．図や写真を見て問題を解くタイプが増えています．過去の問題を解いたら，それに関連する図や写真を教科書でも確認してみましょう．

　勉強方法については，まず，一般病理学の基本用語を理解しましょう．また，図や写真も必ず確認してください．

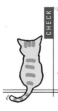

01 血液循環障害

1 循環血液量の異常 ★

1）虚血
- 動脈の血流量の減少．長く続くと変性や壊死が起こる．
- 局所性貧血ともいう．

2）充血 CP①
- 動脈血が増加した状態．炎症の初期に起こる．
- 症状として熱感や発赤が起こる．

3）うっ血 CP①
- 静脈血がたまる状態．
  例：足がむくむのは，うっ血に続いて起こる水腫のため
  　　（うっ血性水腫）．
- うっ血が長びくと口唇や皮膚が青紫を要する．この状態をチアノーゼという．
- うっ血は直接梗塞を起こさない．

循環障害はいままであまり国試には出ていないからこそ，用語の意味をきちんと整理しておくにゃ．

4）出血
- 血管外に血液が流出すること．
- (1) 吐血：食道や胃からの出血．
- (2) 喀血：肺や気管支からの出血．
- (3) 血腫：組織内への出血．塊状を呈する．

2 閉塞性の循環障害 ★

1）血栓症
- 血管内で血液が固まった状態．固まったものを血栓という．
- 血餅は血管外での血液の凝固のこと．
- (1) 血栓の原因
  ①血管壁の変化（動脈硬化が原因のことが多い）
  ②血流の変化（ゆっくりになる）
  ③血液組成の変化（粘稠度が高まる）
- (2) 血栓の転帰
  ：血栓形成→器質化→再疎通または石灰化
  ➡化膿性軟化

2) 塞栓症

・血管内で異物が詰まり，血流が妨げられること．

・詰まったものを塞栓という．

(1) 塞栓の種類：血栓，脂肪，ガス，寄生虫卵，腫瘍塊など．

　・塞栓には血栓が一番多く，その場合，血栓塞栓症という．

　・うっ血などが原因で下肢の静脈に血栓が生じ，肺動脈を詰まらせることを，急性肺血栓塞栓症（エコノミークラス症候群）という．

3) 梗塞 CP②

・血栓や塞栓によって血管が詰まって壊死が生じること．

(1) 梗塞を起こす原因：塞栓症

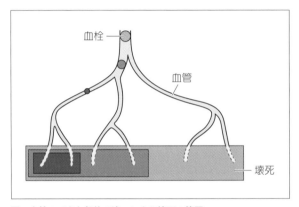

図　血栓のできた部位の違いによる壊死の範囲

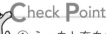

Check Point

① うっ血と充血の違いは何？

② 塞栓の末梢で生じるのは？

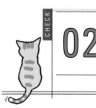

代謝障害

1 代謝障害 ★

・退行性病変ともいう.
・①変性, ②萎縮, ③壊死に分類される.

1) 変性の種類

・変性とは, 細胞が異常に物質を産生すること.
(1) 空胞**変性**（窩洞形成後の象牙芽細胞に生じる）：細胞内でタンパク質が増える.
(2) 脂肪**変性**（老化に伴い顎骨や耳下腺に生じる）：脂肪が増える.
(3) 石灰**変性**（歯根歯髄に加齢的に生じる）：石灰化物質ができる.
(4) 色素**変性**（メラニン色素沈着, 黄疸など）：色素沈着がある.
(5) 角質**変性**（白板症など角化亢進を伴う疾患など）：ケラチンが増加する.

2) 萎縮の種類

・萎縮とは, 正常に発達した臓器や組織の容積が減少する病変.

萎縮の種類	例
生理的**萎縮**	加齢に伴う萎縮
栄養障害性**萎縮**	飢餓
悪液質性**萎縮**	悪性腫瘍に伴う萎縮
圧迫**萎縮**	義歯の刺激による潰瘍や骨吸収
廃用性**萎縮**	ギプス後の筋肉や骨. 歯の喪失後の顎骨

3) 壊死

・細胞の死の1つ. 炎症を伴う.
(1) 凝固**壊死**→壊死巣が固まる. 例：心筋梗塞
(2) 液化**壊死**→壊死巣が融解する. 例：膿瘍
※アポトーシス→壊死とは異なり, 炎症を伴わない細胞死.
　　　　　　　　生理的細胞死ともいわれ, 器官形成などにも関与する.

2 代謝障害に関係する疾患 ★

動脈硬化, 糖尿病, 肥満, アミロイドーシス, 痛風, 黄疸など.

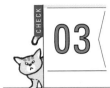
・進行性病変とは，細胞の活性が異常に高まり生じた病変のこと.
・増殖と修復に含まれる項目は，肥大・化生・再生・肉芽組織・創傷の治癒・異物の処理.

1 肥大 ★★

・肥大とは，容積の増大のことで，細胞自体が大きくなる場合と細胞数が増える場合がある.
・過形成は細胞数が増殖し大きくなること. 数的肥大や増生と同じ意味.
・代償性肥大とは，対になっている臓器の一方がなくなったり，機能が低下したとき，片方の臓器が大きくなること.

　　例：腎臓, 甲状腺, 卵巣など.

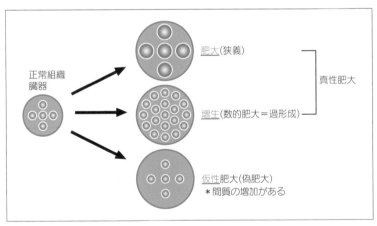

図　肥大の種類

5章

病理学

2 化生 ★

・化生とは，ある細胞がほかの細胞に変化すること.
・扁平上皮化生は円柱上皮が扁平上皮に変化することをいう.

　　例：上顎洞粘膜

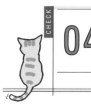

04 進行性病変②−肉芽組織

1 肉芽組織 ★★★

・以下のときに出現する組織で，病的状態が治癒していくと消える.

(1) 創傷の治癒：傷でできた欠損を埋める過程で出現する.

(2) 器質化：異物処理の過程で出現. ここでの異物とは，血栓や壊死物質のこと.

(3) 被胞化：異物を処理できない場合に，異物をくるむために出現. 処理できない異物とは，たとえばメスなどの金属をお腹の中に忘れたときなど.

(4) 慢性炎症：経過の長い炎症の過程で出現する悪い肉芽組織.

2 肉芽組織の構成 ★★★

毛細血管に富む幼若な結合組織 CP①

①線維芽細胞：コラーゲン線維を合成する.

②血管内皮細胞：毛細血管をつくる.

③肉芽組織内に認められるが，主ではない細胞たち

　：好中球，マクロファージ，リンパ球，形質細胞

・上皮組織は含まれない.

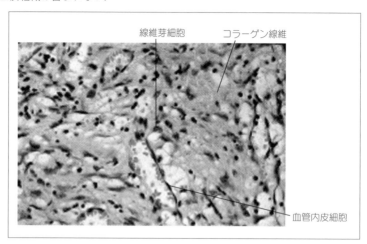

図　肉芽組織

3 瘢痕組織 ★★★

- ・肉芽組織が古くなった組織 (線維化または瘢痕化) のこと.
- ・主として線維細胞とコラーゲン線維からなる. 線維が主成分なので毛細血管は少量
  しかない.
- ・線維芽細胞もほとんどいないため, コラーゲン線維は合成していない.

4 肉芽組織の種類 ★★

	よい肉芽組織	悪い肉芽組織
感染	なし	あり
炎症細胞	少ない	多い (好中球が特に多い) CP②
治癒までの期間	短い	長い (慢性炎症)
色	鮮紅色	灰白色

- ・悪い肉芽組織は不良肉芽ともよばれ, 慢性炎症で出現する.
- ・感染の温床で好中球浸潤が強いので, 機械的掻爬することがある.

> 肉芽組織は毛細血管が豊富な結合組織からできているよ.

5 章

病理学

Check Point

① 肉芽組織を構成する細胞は?
② 悪い肉芽組織に多い炎症細胞は?

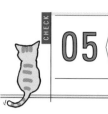

05 進行性病変③-創傷の治癒

1 創傷の治癒　★★

・創傷の治癒には一次治癒と二次治癒がある.

	一次治癒	二次治癒
傷の大きさ	小さい	大きい
感染	なし	あり
肉芽組織の量	ほとんどなし	多い
瘢痕	なし	あり
治癒期間	短い	長い

・一次治癒はメス傷などの傷の面がきれいである.
・感染が強ければそれだけ治癒期間は長くなる. 治癒遅延因子になる.

2 創傷の再生　★

・傷が治る過程で, 一部の細胞を除いて組織の再生が生じる.

	不安定細胞	安定細胞	永久細胞
細胞の種類	重層扁平上皮 骨組織 造血組織 脾臓内の細胞	肝細胞 腎細胞 線維芽細胞 平滑筋細胞 血管内皮細胞 唾液腺細胞 (導管)	中枢神経細胞 心筋細胞
再生力	強い	ある	なし

1) 不安定細胞

・生涯にわたり常に分裂増殖する.
・主なものに重層扁平上皮やリンパ球があげられる.

2) 安定細胞

・普段はあまり分裂しないが, 何らかの刺激が加わると分裂が活発になる.

3) 永久細胞

・再生しない.

> 永久細胞を確実に覚えて, 次に不安定細胞の代表例をしっかり覚えるにゃ.

3 抜歯窩の治癒過程 ★★

①凝血期 ➡ ②肉芽組織期 ➡ ③仮骨期 ➡ ④治癒期

①凝血期：抜歯直後から7日位．抜歯窩内は血餅（血の塊のこと）で満たされる．
②肉芽組織期：抜歯後1～3週間．血餅から肉芽組織に変わる． CP
③仮骨期：抜歯後3～4週間．
　　　　　肉芽組織から新生骨梁（未熟な骨で仮骨という）に変わる．
④治癒期：抜歯後2～3カ月．骨が成熟した層板骨になる．

・抜歯の合併症にドライソケットがあり，血餅が取れると発症する．
・骨粗鬆症でビスホスホネート製剤という骨の吸収を抑制する薬剤を用いるが，抜歯
　後に，顎骨壊死を生じることがある．

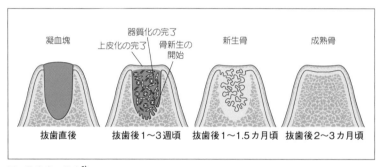

凝血塊　　器質化の完了　　新生骨　　成熟骨
　　上皮化の完了　骨新生の
　　　　　　　　　開始

抜歯直後　　抜歯後1～3週頃　抜歯後1～1.5カ月頃　抜歯後2～3カ月頃

図　抜歯窩の治癒[3]

Check Point

抜歯窩の治癒で重要な組織は何？

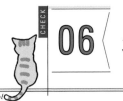

06 炎症①

❶ 五大徴候 ★★★

・発赤・発熱・腫脹・疼痛・機能障害のこと. 臨床所見を示している.
(1) 症状：強い.
(2) 発赤：充血により赤くみえる.
(3) 発熱：充血により温かくなる.
(4) 腫脹：滲出により腫れる（炎症性水腫が起こる）.
(5) 疼痛：滲出のために圧迫されることと，キニンやヒスタミン疼痛物質によって痛みを感じる.

❷ 滲出 ★★★

・血液成分が血管外に異常に出てくる状態のこと.

国試に何度か出題されているよ. 症状とその病理学的変化の関連がポイント！

1) 何が異常に出るか
① 液性成分：滲出液という.
② 細胞成分：滲出細胞という.

2) どのようにして出るか
毛細血管透過性の亢進.

❸ 毛細血管透過性の亢進 ★★

・炎症時毛細血管は細胞と細胞の間を開き，血管内から物質が出やすくなる.

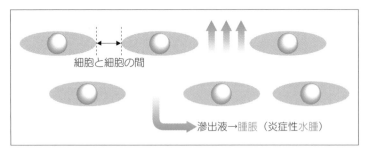

図　毛細血管透過性の亢進

4 炎症性水腫 ★★

- ・炎症によって生じる血管透過性の亢進によって，局所に液性成分がたまること.
- ・これによって腫脹が生じる. 炎症性浮腫ともいう.

5 炎症時の細胞の種類と役割 ★★★

1) 種類

細胞	役割
好中球	・細菌の貪食. 最も浸潤速度が速い. ・膿をつくる.
好酸球	・寄生虫感染で出現.
好塩基球	・ヒスタミンの放出. ・肥満細胞も同様の役割.
マクロファージ	・異物の貪食・抗原提示. ・血液中では，単球という. ・異物巨細胞などに変化する.
リンパ球	・TとBなど種類が多い. ・免疫の中心的役割
形質細胞	・Bリンパ球由来. ・抗体を産生する. ・遊走能はない.

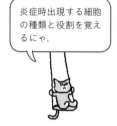

炎症時出現する細胞の種類と役割を覚えるにゃ.

2) 浸潤の順序

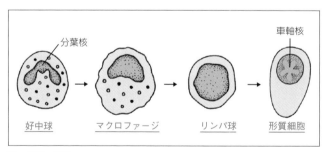

分葉核   車軸核

好中球 → マクロファージ → リンパ球 → 形質細胞

図 浸潤の順序

07 炎症②−炎症の分類

1 急性炎症と慢性炎症 (時間経過で分けた臨床的な分類) ★★★

	急性	慢性
経過	短い	長い (数カ月〜年の単位)
発赤	強い	弱い
熱感	強い	弱い
腫脹	強い	弱い
疼痛	強い	弱い
肉芽組織	ない	ある
炎症細胞	好中球	リンパ球, 形質細胞

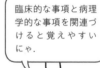

臨床的な事項と病理学的な事項を関連づけると覚えやすいにゃ.

2 病理組織学的分類 (顕微鏡で見たときの分類) ★★★

1) 変質性炎

・口腔には起きない.

・組織破壊の最も強い炎症.

2) 滲出性炎

・血管の中から液体や細胞が出てくる炎症.

・充血や浮腫が著明にみられ, 赤く腫れる.

炎症の分類は確実に覚えるにゃ. さまざまな炎症性病変が炎症のどの分類に当てはまるのかがポイント.

(1) **漿液性炎**:血清が主に血管外に出る.
周りが水浸しになり腫れる = 炎症性浮腫
例:漿液性歯髄炎

(2) **カタル性炎**:粘膜の表層で生じる炎症のこと.
例:風邪の時の鼻水 (漿液性カタル, 化膿性カタル)

(3) **線維素性炎**:線維素 (フィブリン) を多量に含む炎症のこと. 偽膜性炎は, 線維素性炎が粘膜表面に生じたもの. 灰白色の膜が張っている (偽膜).
例:アフタ (潰瘍の表面)

(4) **化膿性炎**:好中球が著明に血管外に出る炎症. **CP**
①膿　瘍:膿が広がらないでたまる (限局的な化膿性炎).
例:歯肉膿瘍
②蜂窩織炎:膿が周囲にしみるように広がる (び漫性の化膿性炎).
例:虫垂炎, 口底炎
③蓄　膿:体の中の空洞内に膿がたまる.
例:上顎洞の副鼻腔炎 (蓄膿症)

(5) **出血性炎**：赤血球を含んだ炎症で出血を伴っている．口腔では生じない．

(6) **壊疽性炎**：腐敗臭のする炎症．<u>腐敗菌</u>の感染で組織が腐る．好中球の浸潤が著明．

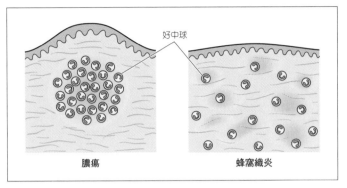

好中球

膿瘍　　　　　　　　　　　蜂窩織炎

図　膿瘍と蜂窩織炎

3) 肉芽腫性炎（特異性炎）

・特殊な<u>マクロファージ</u>が集積する炎症．

・特定の疾患しか起こらない．

　例：<u>結核</u>（結核結節を形成），<u>梅毒</u>（ゴム腫を形成），
　　<u>ハンセン病</u>など

好中球は細菌を貪食する白血球．好中球といえば細菌感染や化膿性炎が連想できるといいよ！

Check Point

化膿性炎とは何？

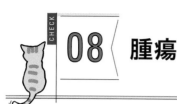

腫瘍

1 腫瘍の特徴 ★★★

- ・自律性あるいは脱制御性 ("勝手に" という意味)
- ・非可逆性 (元に戻らない)
- ・過剰増殖 (余分に大きくなる)
- ・脱分化性 (役割が変わる)

2 腫瘍の原因 ★

- ・先天的 (遺伝) あるいは後天的 (生活習慣) な要素によって，遺伝子異常が生じ，腫瘍が発生する.

3 腫瘍の誘引 ★

放射線，紫外線，アスベスト (肺癌)，タバコ (肺癌など)，ウイルス〔子宮頸癌 (HPV)，白血病 (HTLV-1)，肝癌 (HBV，HCV) など〕，ヘリコバクターピロリ (胃癌)

4 良性腫瘍と悪性腫瘍の違い ★★★

	良性腫瘍	悪性腫瘍
境界 (周囲との境)	明瞭	不明瞭
発育速度	遅い (年単位)	早い (月単位)
発育形式	膨張性 (風船みたい)	浸潤性 (細かく侵入)
転移	ない	多い
再発	少ない	多い
壊死	ない	多い
異型性	少ない	多い

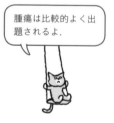

腫瘍は比較的よく出題されるよ.

- ・転移は悪性腫瘍の重要な特徴. 良性腫瘍にはみられない.
- ・異型性とは細胞の形がどれだけおかしく変化しているかを示す用語.
  - ➡細胞の核が大きくなったり (N/C比)，いびつ (多形性) になっていく度合いが強いほど，悪い細胞ということになる.

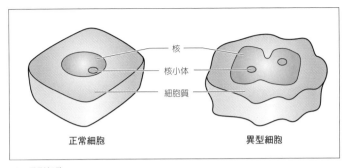

図　異型細胞

5 転移の種類　★

(1) リンパ行性転移：所属リンパ節への転移．口腔扁平上皮癌で多い．
(2) 血行性転移：肺や骨に転移しやすい．
(3) 播種性転移：腹腔内の臓器に生じる．

6 腫瘍の種類　★★★

(1) 上皮性腫瘍：上皮組織から発生する腫瘍
(2) 非上皮性腫瘍：上皮組織以外から発生する腫瘍
(3) 混合性腫瘍：上皮性と非上皮性が混在したもの．
　　（例：癌肉腫・歯牙腫）
・悪性上皮性腫瘍のことを癌腫という．悪性非上皮性腫瘍は
　肉腫．
・腫というのは主に腫瘍に使うが，ガマ腫（嚢胞）や血腫（血
　の塊）は腫瘍ではない．

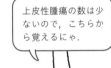

上皮性腫瘍の数は少ないので，こちらから覚えるにゃ．

	上皮性腫瘍	非上皮性腫瘍
良性	乳頭腫・腺腫 エナメル上皮腫	線維腫，骨腫，脂肪腫，リンパ管腫，血管腫， 平滑筋腫，横紋筋腫，神経線維腫，神経鞘腫
悪性	扁平上皮癌 腺癌	線維肉腫，骨肉腫，脂肪肉腫，血管肉腫， 平滑筋肉腫，横紋筋肉腫
特徴	実質と間質が明瞭	実質と間質が不明瞭

※実質：腫瘍
　間質：腫瘍を支持栄養する血管結合組織

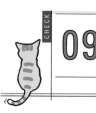

歯の形成異常

1 形態の異常 ★★

- ・セメント質で結合しているのを<u>癒着歯</u>という．下顎前歯部に多い．
- ・歯髄を共有して結合し，エナメル質・象牙質も結合しているのを<u>癒合歯</u>という．
- ・歯髄を共有し歯冠が完全あるいは不完全に存在するのを<u>双生歯</u>という．
- ・歯冠に深い溝がある歯で，エナメル質形成時にエナメル質の陥入で生じるのを<u>歯内歯</u>（陥入歯）という．<u>う蝕</u>になりやすい．上顎側切歯に多い． CP①
- ・歯根部に形成されたエナメル質の隆起のことを<u>エナメル滴</u>という．<u>根分岐部</u>病変になりやすい．

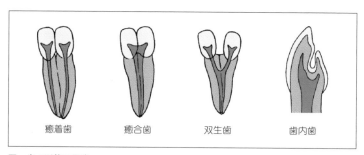

図　歯の形態の異常

癒着歯　　癒合歯　　双生歯　　歯内歯

2 構造の異常 ★★

(1) <u>先天梅毒</u>によって形成不全が認められる
- ・永久歯前歯部に<u>ハッチンソン</u>歯・切縁の<u>半月</u>状の欠損．ビア樽状の外形．
- ・永久歯臼歯部に<u>桑実状</u>臼歯（フルニエor ムーンの歯）．咬頭が萎縮．

(2) <u>フッ素の過剰摂取</u>により生じる<u>歯のフッ素症</u>
- ・エナメル質形成不全を示す<u>斑状</u>歯が生じる．

(3) <u>ターナー</u>歯
- ・乳歯の根尖性歯周炎により，後続永久歯にエナメル質形成不全を伴う．

> 叢生・低位歯・高位歯・矮小歯・逆生歯・転位歯など，忘れていたら確認しておくにゃ．

3 歯の形成異常を生じる代表的な全身疾患　★

巨人症 (巨大歯), 遺伝性外胚葉性異形成症 (歯の欠如), 黄疸 (歯の着色),
鎖骨頭蓋骨異形成症 (埋伏歯), 栄養障害 (形成不全)

4 ターナー歯　★★★

・乳歯の根尖性歯周炎により, 永久歯に影響しエナメル質形成不全が生じる.
・片側性に生じる.
・1歯または2歯に限局的に生じる.
・乳歯の根尖性歯周炎が原因なので, 歯髄は感染根管となっている.　CP②

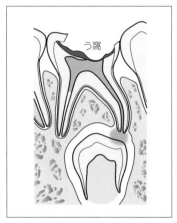

図　ターナー歯

5 萌出異常　★

(1) 出産歯：出生時にすでに萌出している歯
(2) 新生歯：生後1カ月以内に萌出する歯
・出産歯と新生歯をあわせて先天歯という.

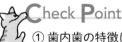

Check Point

① 歯内歯の特徴は？
② ターナー歯はどこにできる？

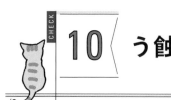

CHECK

10 う蝕

1 組織学的分類（どの硬組織にう蝕が及んでいるか） ★★

1) エナメル質う蝕

- 進展経路は<u>エナメル小柱</u>（p.48参照）.
- う蝕円錐は，小窩裂溝部と平滑面部で異なるのはエナメル小柱の走行が違うため.
- 成長線もう蝕の進展経路になる．成長線には<u>レチウス条</u>・<u>横紋</u>がある．<u>新産線</u>だけはう蝕の進展経路にならない.
- エナメル象牙境にくると，大きく横にう蝕が拡大する.
- 初期のう蝕では実質欠損のない<u>白斑</u>が認められるが，<u>表層下脱灰</u>が生じている.
  ➡ **Co** の状態.
- 表層下脱灰は，表層が<u>再石灰化</u>し，その下の層より硬くなる現象.

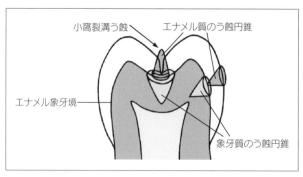

小窩裂溝う蝕　　エナメル質のう蝕円錐

エナメル象牙境

象牙質のう蝕円錐

図　エナメル質う蝕

2) 象牙質う蝕

- 進展経路は<u>象牙細管</u>（p.50参照）.
- う蝕円錐は，小窩裂溝部と平滑面部で<u>同様</u>の向き.
- 成長線もう蝕の進展経路になる．成長線には<u>エブネル線</u>がある（p.49参照）.

3) セメント質う蝕

- 進展経路は<u>シャーピー線維埋入部</u>，セメント<u>層板</u>，セメント<u>細管</u>・セメント<u>小腔</u>（p.52～53参照）.
- う蝕円錐は<u>できない</u>.
- 歯頸部では象牙質に進展しやすい.
- 歯頸部の露出した<u>歯周病</u>患者・<u>高齢者</u>に好発する.
- <u>着色</u>しやすい.
- <u>慢性</u>う蝕で経過する.

新産線はレチウス条が強調された線で，出産の衝撃のためにできる高石灰化の成長線だよ.

2 部位による分類 ★★

・プラークや食物残渣が停滞しやすく，清掃しづらい部位に生じやすい.

1）小窩裂溝う蝕（咬合面う蝕）
2）平滑面う蝕：隣接面う蝕，歯頸部う蝕
3）根面う蝕

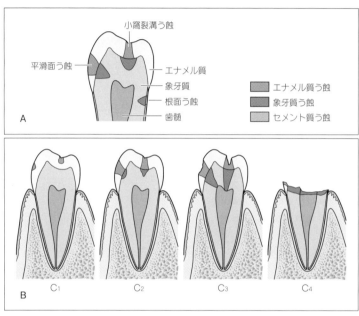

図　う蝕の分類[3]
A：平滑面う蝕，小窩裂溝う蝕，根面う蝕とう蝕円錐
B：進行度による分類（C₁～C₄）

3 急性う蝕と慢性う蝕の違い ★★

	急性う蝕	慢性う蝕
経過	速い	遅い
年齢	若い	成人以降
部位	裂溝部	根面・露出象牙質
着色	薄い	濃い（黒・褐色）
修復象牙質量	少ない	多い
軟化象牙質	多い・軟かい	少ない・硬い
う蝕円錐	不明瞭	明瞭

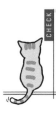

11 象牙質う蝕

1 象牙質層分け ★★

「表層から深層へ」

崩壊層 {
 軟化層：最も破壊が強い.
 細菌感染症 {
  多菌層：細菌感染が強い.
  先駆菌層：菌が少ない.
 }
}

↓

脱灰層 (内混濁層)：脱灰はしているが，菌がいない.
再石灰化可能.

↓

透明層 (硬化層)：象牙芽細胞の突起の変性，象牙細管の石灰化.

↓

外混濁層 (生活反応層)：石灰沈着が最も強い層.

・軟化象牙質は一般的に脱灰層までをいう.

・硬化象牙質は透明層・外混濁層を示す. う蝕だけでなく咬耗・摩耗でも出現する.

> 象牙質の層分けでは層の名前が統一されていないことがあるよ. カッコ内のよび方も覚えておくにゃ.

2 脱灰標本で観察される象牙細管の変化 ★

・う蝕が象牙質に進展すると，象牙細管は数珠状拡張，漏斗状拡張，平等性拡張，裂隙などの変化を示す.

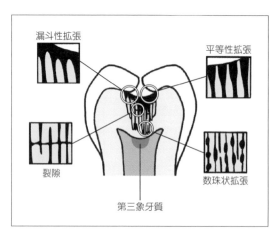

漏斗性拡張

平等性拡張

裂隙

数珠状拡張

第三象牙質

図 象牙細管の変化

12 歯髄の病変

1 歯髄炎の分類 ★★★

- ・歯髄炎はう蝕が象牙質に進展すると生じる.
- ・歯髄炎は前駆病変として, 歯髄充血がみられる.
- ・歯髄の急性炎症には五大徴候のうち, 発赤, 腫脹, 熱感はない.

近年, 歯髄炎の写真を見せて, 解かせる問題が出ているよ. 病理学的な事項とともに臨床所見もあわせて覚えるにゃ.

疾患名	病理学的特徴	臨床的事項
急性単純性(漿液性)歯髄炎	①充血 ②血清の滲出 ③炎症性水腫	・う蝕はC_2程度認められ, 露髄していない. 多くは冷水痛, 甘味痛が一過性に認められる.
急性化膿性歯髄炎	① 多数の好中球が浸潤 ② 著しい充血 ③ 膿瘍形成	・う蝕はC_3程度認められるが, 軟化象牙質により覆われ仮性露髄を呈する. ・温水により疼痛が強くなり, 冷水で疼痛が緩和する.
上行性歯髄炎	急性化膿性歯髄炎と同様	・根尖孔から歯髄に感染が起こって生じる歯髄炎
慢性潰瘍性歯髄炎	①表層：露髄面(潰瘍面)は壊死しており, 好中球浸潤が著明 ②中間層：炎症細胞浸潤と毛細血管に富む肉芽組織がみられる ③最下層：深部に線維性組織	・歯冠には大きなう窩が認められる
慢性増殖性歯髄炎(歯髄ポリープ)	①表層：潰瘍面あるいは上皮が被覆することがある. ②中間層：炎症細胞浸潤と肉芽組織が認められる. ③最下層：炎症が軽度になり線維の形成からなる線維性組織層を形成する.	・主として乳歯や歯根完成前の幼若永久歯に好発する(小児に発症). 大きなう窩から, 有茸性に歯髄組織の増殖が認められる

※上行性歯髄炎は, 歯周炎や骨髄炎からの感染なので, 歯髄炎の一番の原因であるう蝕は認められない.

2 歯髄炎以外の歯髄疾患　★

・歯髄には炎症性疾患だけでなく，その他さまざまな病変が発現する.

炎症性疾患以外の歯髄の病変

疾患	特徴
石灰変性	歯髄の加齢的変化で最も多く，歯根歯髄にできる石灰化物. 根管治療の妨げとなる.
歯髄壊疽	歯髄は完全に壊死に陥り，腐敗菌が感染し悪臭を放つ.
歯髄壊死	歯髄全体の死. 感染していない.
象牙粒	歯冠部歯髄内に，形成された類円形の病的象牙質のこと. 加齢的に増加する.

3 第三象牙質の特徴　★★

・第三象牙質は病的刺激が象牙細管を伝わり，象牙芽細胞が象牙質をつくることで始まる.
・象牙質う蝕，咬耗・摩耗などでも形成される.
・組織学的には象牙細管は不規則で数も少なく，石灰化度も低い. 不完全な象牙質.
・第三象牙質＝病的第二象牙質＝補綴象牙質＝修復象牙質

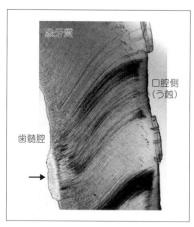

図　第三象牙質の研磨標本

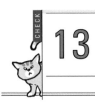

13 根尖性歯周炎

1 根尖性歯周炎 ★★★

- ・う蝕 ➡ 歯髄炎 ➡ 歯髄の死 ➡ 根尖性歯周炎の経過で発症する.
- ・根尖部の歯周組織に生じる炎症性病変.
- ・急性と慢性がある. 慢性には肉芽組織が存在する.

2 根尖性歯周炎の分類 ★★★

疾患名		病理学的特徴	臨床的事項
急性単純性 (漿液性) 根尖性歯周炎		軽度の炎症性水腫	症状はほとんど ない
急性化膿性 根尖性歯周炎		①好中球の著明な浸潤 ②高度の充血と浮腫 ③膿瘍形成 (歯槽膿瘍) ④歯槽骨の吸収	激烈な痛み. 発 熱などの全身症 状もある.
慢性化膿性 根尖性歯周炎		①中心部に膿瘍 (好中球の著明な浸潤) ②膿瘍周囲に肉芽組織 ③最外層には線維性組織 ④瘻孔の形成	症状は軽減.
慢性肉芽性根尖性歯周炎	歯根肉芽腫	2層構造: ①中心部は肉芽組織 ②周囲は線維性組織 炎症細胞の浸潤やコレステリン結晶も ある.	症状はほとんど ない.
	歯根嚢胞	3層構造: CP ①中心部は病的空洞 ②最内層は重層扁平上皮 ③中間層は肉芽組織 ④最外層は線維性組織 ⑤炎症細胞の浸潤やコレステリン結晶 もある	症状はほとんど ない

歯根嚢胞や歯根肉芽腫の組織像を理解しておくにゃ.

3 歯根嚢胞の特徴 ★★

- ・歯根嚢胞は，上顎前歯部や下顎臼歯部に好発し，中心部に<u>空洞</u>ができる．
- ・歯根嚢胞の裏層上皮は<u>マラッセ上皮遺残</u>由来なので，<u>歯原性</u>嚢胞に分類される．
- ・歯髄は失活している．

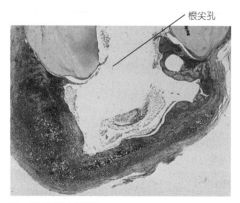

図　歯根嚢胞の組織像
中心部は白く抜けており，空洞が存在している．

4 歯根肉芽腫の特徴 ★

- ・歯根肉芽腫は根尖性歯周炎において，膿瘍が<u>器質化</u>されている．
- ・歯髄は失活している．

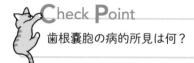

Check Point

歯根嚢胞の病的所見は何？

14 歯周病（歯周疾患）

1 歯周病 ★★★

- 歯周病は，細菌感染により生じる<u>慢性化膿</u>性の炎症性病変.
- 細菌性<u>プラーク</u>は，歯周病の<u>直接的</u>な原因である.
- 歯肉病変は歯肉に限局した炎症性病変を示す. 歯槽骨の<u>吸収はない</u>.
- 歯周炎は炎症が進展し歯肉のみならず，歯根膜や歯槽骨にまで波及し，<u>アタッチメントロス</u>および歯槽骨の<u>吸収</u>がみられる.
- 歯肉病変には<u>歯肉</u>ポケット（仮性）が，歯周炎には<u>歯周</u>ポケット（真性）がある. ポケット内には歯石が歯面に付着していることが多い.

2 歯周病の分類 ★

1）歯肉病変
（1）プラーク性歯肉炎
- <u>プラーク</u>の堆積で生じる. プラークが除去されれば消退する.
- 全年代に生じる.
- <u>発赤・腫脹・出血</u>がみられる.
- 炎症は歯肉に<u>限局</u>している.
- 歯周炎の<u>前駆病変</u>である.

（2）非プラーク性歯肉炎
- プラーク以外の原因で生じる歯肉炎.

（3）歯肉増殖
- プラーク性歯肉炎の状態で特定の薬物の服用により生じる.
- 薬物には<u>フェニトイン</u>（抗痙攣薬），<u>ニフェジピン</u>（降圧薬），<u>サイクロスポリン</u>（免疫抑制薬）がある.
- 歯肉増殖は全顎的に生じるが，<u>前歯部</u>が強い.
- 病理学的には<u>上皮下結合組織</u>（<u>コラーゲン線維</u>）の著明な増殖.

2）歯周炎
（1）慢性歯周炎
- 35歳以上の成人に好発する.
- 歯肉周囲には発赤・出血がある.
- 深部にはリンパ球・形質細胞の著明な浸潤がある.
- 歯根が露出しており壊死セメント質が存在する.
- 歯根膜線維が破壊され，歯槽骨の吸収により歯が動揺する.

(2) 侵襲性歯周炎

- 急速に歯槽骨が吸収する.
- プラーク付着量は少ない.
- 10〜30歳代の若い人に発症する.
- 女性に多い.
- 遺伝性がある.
- 好中球の機能異常があるといわれている.

3) 壊死性歯周疾患

(1) 壊死性潰瘍性歯肉炎(歯槽骨吸収なし)
(2) 壊死性潰瘍性歯周炎(歯槽骨吸収あり)

- 紡錘菌やスピロヘータの混合感染
- 歯肉に偽膜形成
- 全身状態が低下している人に発症する.
- 出血, 疼痛, 発熱, リンパ節腫脹がある.

3 歯周炎の病理組織学的特徴 ★★★

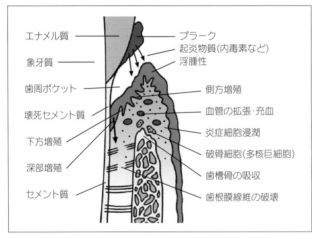

図 歯周炎

歯肉炎と歯周炎では破壊される範囲の違いを理解するにゃ. 歯周炎は歯の動揺があり, 歯肉炎は動揺がないのが特徴だよ.

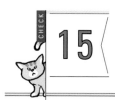

15 口腔の嚢胞と腫瘍

1 口腔腫瘍の特徴 ★★

	口腔扁平上皮癌	エナメル上皮腫	多形腺腫
種類	・口腔で<u>最</u>も多い悪性腫瘍.	・良性上皮性腫瘍	・良性上皮性腫瘍
好発年齢	・50歳代以降の<u>男性</u>に多い.	・10～30歳代の<u>若い人</u>に多い.	・40歳代以降の<u>女性</u>に多い.
好発部位	・<u>舌側縁</u>に最も多く発生し,次に<u>歯肉</u>に多い.	・<u>下顎</u>に多い(骨が吸収される).	・<u>耳下腺</u>や<u>口蓋腺</u>に多い.
経過	・短い	・長い	・長い
その他の特徴	・表面は潰瘍や<u>白斑</u>が認められる. ・<u>癌真珠</u>を形成する. ・リンパ節に転移しやすい. ・<u>前癌</u>病変の<u>白板症</u>から移行することがある.	・<u>エナメル器</u>に類似した腫瘍細胞.	・<u>腺管</u>構造をもつ. ・多彩な組織像を示す.
転移	・することがある	・しない	・しない

①口腔扁平上皮癌,②エナメル上皮腫,③多形腺腫の順に重要だよ.特に口腔癌といったら口腔扁平上皮癌を思い出すにゃ.

・唾液腺腫瘍は多形腺腫が最も高頻度で発現するが,腺様嚢胞癌や粘表皮癌などの悪性腫瘍も発生することがある.
・歯原性腫瘍では,エナメル上皮腫と同様に多いのが歯牙腫である.エナメル質,象牙質,セメント質,歯髄などの成分が混在する顎内に発生する混合性腫瘍である.

2 口腔潜在的悪性疾患 ★★

・扁平上皮癌を発生させる前駆病変で,前癌病変と前癌状態を含む疾患である.
(1)前癌病変:白板症・紅板症がある.病理組織学的には,細胞異型を認める上皮性異形成を伴う病変が含まれる.
(2)前癌状態:扁平苔癬・粘膜下線維症などがある.

❸ 嚢胞 ★

・病的な空洞のこと.
・歯根嚢胞, 粘液嚢胞, 歯肉嚢胞, 含歯性嚢胞, 術後性上顎嚢胞を覚えておく.

1) 歯原性嚢胞

・歯胚と関連する嚢胞である.
(1) 歯根嚢胞：炎症により発生する (p.130参照).
(2) 歯肉嚢胞：軟組織の嚢胞.
(3) 含歯性嚢胞：歯冠を含む顎内の嚢胞. 下顎智歯に多い.

2) 非歯原性嚢胞

(1) 粘液嚢胞：唾液腺由来の嚢胞. 小唾液腺では下口唇が多い. 大唾液腺では顎下腺・舌下腺に多く, ガマ腫ともいう.
(2) 術後性上顎嚢胞：副鼻腔炎 (蓄膿症) の手術後, 10年以上経過して発症する嚢胞.

嚢胞は口腔外科でも出題されるよ. 口腔外科では覚える項目がもっと多くあるにゃ.

❹ 口腔粘膜の病変 ★★★

・口腔にはさまざまな粘膜疾患が発生する.
・主な口腔粘膜疾患については簡単に概要を確認する必要がある.

1) 潰瘍を主徴とする疾患

(1) 再発性アフタ：灰白色の偽膜で覆われた小円形の潰瘍性病変.

2) 水疱を主徴とする疾患

(1) 尋常性天疱瘡：中年女性に多い自己免疫疾患. 上皮内に水疱を形成する.
(2) 類天疱瘡：中年女性に多い自己免疫疾患. 上皮下に水疱を形成する.
(3) ヘルペス性口唇炎・急性疱疹性歯肉口内炎：単純ヘルペスによる感染症. 小水疱を形成する.
(4) 帯状疱疹：水痘・帯状疱疹ウイルスによる感染症. 三叉神経に沿って皮膚に小水疱を形成する. 水疱瘡の既往がある.

3) 白斑を主徴とする疾患

(1) 白板症
・白色ではがれない板状の病変の総称.
・前癌病変に分類される.
・重層扁平上皮のうち角化を伴う.

(2) 口腔カンジダ症
・*Candida albicans* による真菌感染症.
・白苔が形成され, 白苔は容易にはがれ, びらんを形成する.
・日和見感染や免疫不全で発症する.

(3) 口腔扁平苔癬

・中年女性の両側頬粘膜に好発する.
・レース様模様の白斑を形成する.
・原因は不明だが，金属アレルギーが誘因の場合がある.
・皮膚にも生じる.

4) 色素沈着

(1) メラニン色素沈着症

・重層扁平上皮の基底層を中心にメラニン色素の沈着で生じる黒色病変.

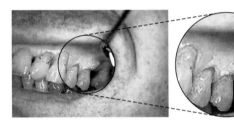

図　白板症

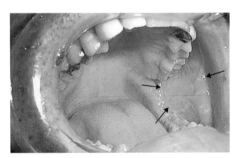

図　口腔扁平苔癬

5 唾液腺の病変 ★★

・唾液腺の病変で頻度が最も高いのは<u>粘液嚢胞</u>である.
・腫瘍の発生も認められるが (p.120参照)，自己免疫疾患の<u>Sjögren</u>〈<u>シェーグレン</u>〉<u>症候群</u>も重要である.

(1) シェーグレン症候群の特徴

・中年女性に多い自己免疫疾患．原因は不明.
・口腔乾燥や乾性角膜炎などの乾燥症状を呈する.
・唾液腺にリンパ球が浸潤し，腺組織を破壊する.

6章

微生物学

POINT

　微生物学には免疫学が含まれています．免疫学は最近の国家試験要綱の改定で強化された項目で，免疫の種類と役割，抗体の種類と特徴，補体，アレルギーが重要です．

　微生物学の特徴として，病原微生物の種類とその性状が多数出題されます．

　口腔に直接関係するう蝕原因菌や歯周病原細菌だけでなく，B型肝炎ウイルス，HIVなどの出題も多いです．

　また，新型コロナウイルスなどの感染の種類も確実に覚えておきましょう．

　滅菌・消毒は【歯科診療補助論】でも出題されますので，『直前マスター④主要三科』もあわせて学習しておきましょう．

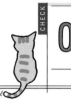

01 微生物の分類・構造・性状

1 微生物の種類 ★★★

(1) 原核生物
・細菌 (リケッチア, クラミジア, マイコプラズマ を含む).
・細胞内に核を包む核膜やミトコンドリア, 小胞体が存在しない生物.
(2) 真核生物
・藻類, 真菌, 原虫, 動植物. 細胞内に, 核膜に包まれた核をもつ.

2 微生物の大きさ ★

原虫 > 真菌 > 細菌 > リケッチア・クラミジア > ウイルス
＊平均的な大きさの比較

細菌は, 微生物 (肉眼では見ることのできない微少な単細胞生物) の1つで, 大きさは 1μm だよ.

3 細菌の形態による分類 ★

(1) 球菌：球状の細菌
(単球菌, 双球菌, レンサ球菌, ブドウ球菌, 四連球菌, 八連球菌)
(2) 桿菌：棒状の細長い細菌
(3) らせん状菌：コイル状の菌体をもつ細菌

4 細胞壁の構造による分類 ★★

(1) グラム陽性菌：細胞壁が厚い. 紫色に染まる.
(2) グラム陰性菌：細胞壁が薄い. 赤色に染まる.

5 細菌の性状による分類 ★★

(1) 好気性菌：酸素を必要とし, 酸素が存在しないと発育しない細菌.
(2) 通性嫌気性菌：酸素の有無に関係しない細菌.
(3) 偏性嫌気性菌：嫌気性の要求が強い細菌.

6 細菌の増殖 ★★★

・細菌は 2分裂 により増殖する (2^n；1, 2, 4, 8, 16, 32, 64, 128…).
・細菌増殖の過程には, ①誘導期 (準備期), ②対数増殖期, ③定常期 (静止期), ④死滅期 の4つのステージがある.

7 細菌の構造と機能 ★★★

(1) 構造

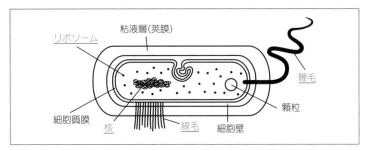

図　細菌の構造

(2) 莢膜（粘液層）
・菌体の最外層にある多糖体. 食細胞の捕食・消化に抵抗する.
　➡抗食作用因子である.

(3) 線毛
・菌体表面からのびる線維状構造物. 運動器官である鞭毛より細い.
・主な機能は, 動物細胞やほかの細菌との付着に関係する因子 (付着因子).

(4) 細胞壁
・菌の形態を保持するための構造物.

(5) 核
・核膜のない原核で, 環状の二本鎖DNAからなる.

(6) リボソーム
・タンパク質合成の場である.

(7) 鞭毛
・運動器官である.

(8) 芽胞（胞子）
・ある種の細菌において環境の悪化に伴い, 形成される. 耐久型で, 乾燥, 熱, 薬品 などに対して抵抗性を示す. 100℃の加熱にも耐える.
・芽胞形成菌として炭疽菌〈*Bacillus anthracis*〉, 破傷風菌〈*Clostridium tetani*〉, ボツ リヌス菌〈*Clostridium botulinum*〉などが存在する (すべてグラム陽性菌).
・高圧蒸気滅菌法 (121℃, 15分間) やガス滅菌法, 乾熱滅菌法 (160〜180℃で30〜60 分間) により破壊される.

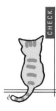

特殊な細菌・真菌・原虫の性状

1 マイコプラズマ ★

・細胞壁をもたない細菌である.
・直径が180〜250nmで, 細菌の中で最も<u>小さい</u>.
・多形性を示し, 原発性異型肺炎の原因になる.
・細胞壁がないので, 細胞壁合成阻害薬のペニシリンに<u>耐性</u>である.

2 リケッチア, クラミジア ★★★

・エネルギー代謝ができないため, 生きた細胞内でのみ増殖する (<u>偏性細胞内寄生性</u>).
・リケッチアは節足動物 (ベクター) を介してヒトに感染する.
・細菌である根拠は, 「細胞壁がある」「DNAとRNAの両方をもつ」「分裂により増殖する」ことである.

偏性細胞内寄生性と偏性嫌気性とを区別するにゃ. 偏性細胞内寄生性とは, 人工培地では増殖せず, 生きた細胞や動物の中で増殖すること. 結核菌は, 人工培養でも増殖するので単に細胞寄生性というよ.

1) 主な疾患

(1) **リケッチア**：発疹チフス, つつが虫病
(2) **クラミジア**：トラコーマ, 性病性肉芽腫, オウム病 (トリ病)

3 真菌 ★★

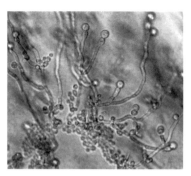

図　真菌

1) 形態

・酵母型と菌糸型, およびその両方をもつもの (二形成真菌) がある.

2）構造

- 核膜に囲まれた核をもつ<u>真核細胞</u>. ペプチドグリカンではない (キチン, βグルカンなど) 細胞壁をもつ.
- 細胞内小器官 (ミトコンドリア, 液胞, 小胞体) がある.

3）増殖

- 酵母型真菌は分芽 (出芽) により増殖する.
- 菌糸型真菌は分岐により増殖する.

4）主な疾患

- 口腔カンジダ症 (鵞口瘡), 義歯性口内炎

4 原虫 ★

1）形態, 構造

- 真核の単細胞動物で細胞壁がない.
- 偽足, 鞭毛, 波動膜などで運動する.

2）増殖

- 分裂により増殖する.
- 有性生殖をするものもある.

3）種類

- 赤痢アメーバ, トリコモナス, トキソプラズマ, マラリア原虫など.

5 染色法 ★

1）グラム染色法

- 細菌の分類において重要な<u>グラム染色法</u>は, 細胞壁の構造の違い (ペプチドグリカン層の厚み) を利用したもの.
- グラム染色性と球菌や桿菌等の形態とを組み合わせて, 「<u>グラム陽性球菌</u>」, 「<u>グラム陰性球菌</u>」, 「<u>グラム陰性桿菌</u>」, 「<u>グラム陽性桿菌</u>」と区分してよぶ.
  さらに, 酸素の要求度や生化学的性状等の違いにより, 「<u>好気性</u>」, 「<u>通性嫌気性</u>」, 「<u>偏性嫌気性</u>」と細かく分類されている.

2）その他の染色法

- (1) <u>HE染色</u>：病理組織で用いられる.
- (2) <u>ギムザ染色</u>：血球の形態をみる染色法.
- (3) <u>パパニコロ染色</u>：がん検診で用いられる細胞の形態を調べる染色法.

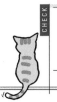

03 ウイルス

1 ウイルスの形態, 構造の特徴 ★★★

ウイルスは細菌に比べてはるかに小さい (20 ～ 250 nm), 偏性細胞内寄生体だよ.

・細胞構造をもたない (生きた細胞内でのみ増殖可能).
・核酸とタンパク質からなるヌクレオカプシド粒子である.
・核酸としてDNAかRNAのいずれか一方しか有さない.
・形態は正20面体のものとらせん形のものがある.
・最外側にエンベロープをもつものともたないものがある.
・培養には動物接種, 孵化鶏卵内接種, 培養細胞接種などの方法がある.

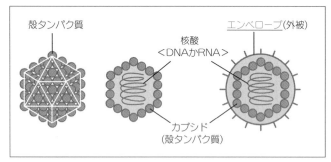

図　ウイルスの構造

殻タンパク質

エンベロープ(外被)

核酸
<DNAかRNA>

カプシド
(殻タンパク質)

2 ウイルスの増殖過程 ★

ヌクレオカプシドは, 核酸とカプシドを合わせたものだよ.

①吸着
②侵入
③脱殻―暗黒期 (ウイルスが確認できない時期)
④ウイルス核酸の複製・ウイルスタンパク分子の合成
⑤粒子の組立て
⑥放出

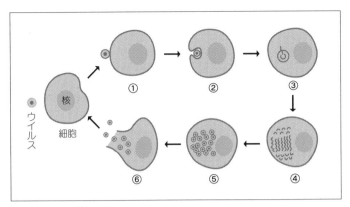

図　ウイルスの増殖過程

3 ヒト免疫不全ウイルス〈HIV〉　★

- HIV は，世界的な社会問題である後天性免疫不全症候群〈AIDS〉の病原体である.
- 逆転写酵素をもち，RNA を鋳型として DNA を合成する.
- ヘルパー T 細胞へ吸着して生体の免疫機構が破壊され，宿主が免疫不全状態になり，日和見感染症が生じやすくなる.
- カンジダ症，ヘルペス感染症，結核などの感染症を引き起こす.
- 性行為感染症であると同時に観血処置によっても感染する.
- 飛沫唾液では感染しにくい.
- ウイルスに対する抗菌薬投与は無効である.
- HIV は，ヘルパー T 細胞と，マクロファージに感染する. CP

Check Point

HIV の標的細胞は何？

04 ウイルスと疾患

1 主なDNAウイルスと疾患 ★★

代表的なウイルス	疾患
バリオラウイルス	痘瘡（天然痘）
単純ヘルペスウイルス〈HSV〉	単純疱疹，口唇ヘルペス，歯肉口内炎
水痘-帯状疱疹ウイルス	水痘，帯状疱疹
サイトメガロウイルス	間質性肺炎
EBウイルス	バーキットリンパ腫瘍，上咽頭癌
アデノウイルス	咽頭炎，肺炎
B型肝炎ウイルス〈HBV〉	肝炎

ウイルス感染症には，一般的に化学療法薬の効果が期待できないけど，ヘルペス感染症では例外的にアシクロビルが有効だよ.

2 主なRNAウイルスと疾患 ★★

代表的なウイルス	疾患	主な症状
インフルエンザウイルス	インフルエンザ	（髄膜炎を合併することあり）
ムンプスウイルス	流行性耳下腺炎〈おたふくかぜ〉	耳下腺の腫脹
麻疹ウイルス	麻疹〈はしか〉	コプリック斑
風疹ウイルス	風疹	先天（性）風疹症候群
ポリオウイルス	急性灰白髄炎〈ポリオ〉	——
コクサッキーウイルス	手足口病，ヘルパンギーナ	水疱形成
ヒト免疫不全ウイルス〈HIV〉	後天性免疫不全症候群〈エイズ〉	カンジダ症，カポジ肉腫

ウイルスは，核酸がDNAのものとRNAのものとに分類されているよ.

3 プリオン ★

・本来ヒトの神経細胞に分布するタンパク質で，その変異型が感染性の海綿状脳症を起こす.

・ウシ海綿状脳症〈狂牛病；BSE〉や，ヒトではクロイツフェルト-ヤコブ病が起こる.

・消毒薬は基本的に無効で，滅菌処理（121℃，20分加熱）にも強く抵抗する.
132℃，1時間のオートクレーブ処理が必要.

4 肝炎ウイルスの性状 ★★

	A型	B型	C型
ウイルス科	ピコルナウイルス	ヘパドナウイルス	フラビウイルス
核酸	<u>RNA</u>	<u>DNA</u>	<u>RNA</u>
感染経路	<u>経 口</u>	<u>血 液</u>	<u>非経口</u>
感染源	糞 便	血 液	血 液
急性肝炎	あ り	あ り	あ り
慢性肝炎	な し	あ り	あ り
肝臓癌との関連	な し	あ り	あ り
キャリアの存在	な し	あ り	あ り
ワクチンによる予防	可 能	可 能	―
歯科臨床での感染	な し	あ り	あ り

(核酸の行右に) CP

1) B型肝炎ワクチン
- ・感染防御抗原であるHBs抗原に対する抗体が<u>抗HBs</u>抗体である.
- ・抗HBs抗体はウイルス中和性を有する.
- ・HBs抗体をつくらせるために<u>B型肝炎ワクチン</u>を注射する.
- ・HBsは,HBVの表層を構成するエンベロープ抗原HBsのことである.

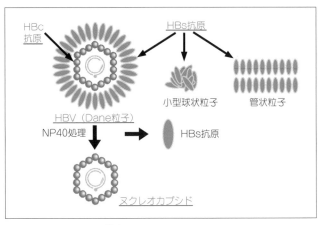

図 B型肝炎ウイルスの構造

6章

微生物学

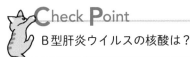

Check Point
B型肝炎ウイルスの核酸は?

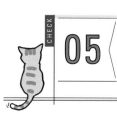

感染①

1 感染　★★★

・感染の原因になる微生物を<u>寄生体</u>，感染を受ける生体を<u>宿主</u>といい，微生物が宿主に安定的に定着・増殖することを<u>感染</u>という．
・感染の成立は寄生体の病原性と宿主の抵抗性のバランスで決まる．感染の成立により宿主に臨床症状が現れることを<u>発症</u>という．

2 宿主に病原性を示す細菌の因子　★★★

1）外毒素と内毒素の性状

	外毒素	内毒素
所在	菌体外に分泌される	グラム陰性菌の細胞壁成分
化学組成	<u>タンパク質</u>	<u>リポ多糖</u>
熱に対する感受性	易熱性	耐熱性
抗体産生性	強い	弱い
毒性	強い（μg量で作用する）	弱い（mg量で作用する）
ホルマリン処理	無毒化（トキソイド化）される	無毒化されない

＊トキソイド：毒性は失われているが抗原性は有する．

2）内毒素の生物学的作用

・代表的な発熱性物質
・血管の傷害
・B細胞の活性化
・マクロファージの活性化
・補体の活性化
・抗腫瘍作用
・骨吸収作用

> 外毒素は，グラム陽性，グラム陰性を問わず，多くの細菌が産生するけど，内毒素はグラム陰性菌だけに存在するよ．

3 感染の種類　★★★

(1) 内因感染：常在微生物（体に存在している微生物）によって起こる感染.
(2) 外因感染：外来微生物による感染.
(3) 顕性感染：微生物が感染して生体内で増殖することにより，病的症状が認められること.
(4) 不顕性感染：微生物が感染して生体内で増殖しているにも関わらず発症しないこと.
(5) 日和見感染：宿主の抵抗力の減弱に伴って生じる弱病原菌による感染.
　　例) *Candida albicans* によるカンジダ症
(6) 院内感染：医療行為に伴う感染や，入院中の易感染患者に生じる感染.
　　例) MRSA〈メチシリン耐性黄色ブドウ球菌〉による感染症，B型肝炎など

4 感染経路　★★

1) 感染の種類

(1) 直接感染：飛沫感染や接触感染など，直接患者から伝播する感染.
(2) 間接感染：空気中の塵埃，飛沫核，飲食物や昆虫などの媒介物を介して生じる感染.
・感染者のくしゃみや咳によって菌が飛び散り，長い間，空中に浮遊し，感染者と同じ空間にいる人が菌を吸入することによって起こる感染を飛沫核感染という.

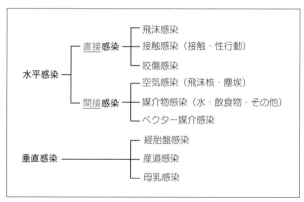

図　感染の種類

・感染源からの感染経路としては，感染しているヒトや動物の体液や排地物への直接的な接触感染（直接感染），あるいは器具や装置などを介した間接的な感染（間接感染）がある.
・ヒトからヒトへ感染することを水平感染とよび，経胎盤感染，産道感染，母乳感染などの母子感染のことを特に垂直感染という.

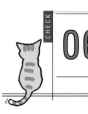

06 感染②

1 食中毒 ★★★

・食中毒のうち，90%が<u>細菌性</u>食中毒である．

1）細菌性食中毒

(1) <u>感染型</u>

・食品中で増殖した細菌を摂取し，その菌が腸管内で増殖し，感染する．

・毒素産生する細菌でも消化管内で増殖するタイプは感染型に分類される（<u>サルモネラ</u>，<u>病原性大腸菌</u>，<u>腸炎ビブリオ</u>，<u>カンピロバクター</u>，<u>ウェルシュ菌</u>など）．

(2) <u>毒素型</u>

・細菌があらかじめ食品中で増殖して毒素を産生し，その毒素を摂取することで起こる．

・特に黄色ブドウ球菌の<u>エンテロトキシン</u>は，耐熱性100℃，30分加熱でも毒素が破壊されないので，注意が必要．

・<u>ベロトキシン</u>は大腸菌血清型 O157 から出る毒素で食中毒の原因となる．

2）神経毒

・<u>ボツリヌス毒素</u>：神経系に作用する毒素．加熱により失活する．

・<u>破傷風毒素</u>：神経系に作用する破傷風菌の産生する毒素．

3）自然食中毒

・<u>テトロドトキシン</u>：細菌ではないが，フグの卵巣，肝臓に存在する．

4）化学性食中毒

・ヒ素，洗剤など

細菌性食中毒には，感染型と毒素型があるよ．国試に何度か出ているので，菌名まで覚えるにゃ！

2 ワクチン接種の仕組み ★

・病原細菌は，成体に侵入・定着・増殖した後，多くのものが毒素を産生して病原性を発揮する．

・細菌が菌体外に分泌するタンパク質性の毒素を<u>外毒素</u>という．<u>外毒素</u>には，下痢や神経麻痺などの症状を引き起こす作用がある．

・ジフテリア，破傷風，百日咳の発症には，外毒素が関与する．外毒素に対する抗体（抗毒素）は毒素を中和してこれらの疾患の発症を抑えることができる．

　　➡毒素をホルマリン処理して無毒化した<u>トキソイド</u>（ワクチン）を接種する．

・日本では，<u>三種混合ワクチン</u>（ジフテリアトキソイド〈D〉，破傷風トキソイド〈T〉，百日咳ワクチン〈P〉のDPTワクチン）が使用されている．

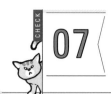

07 滅菌と消毒

1 滅菌と消毒の定義 ★★★

(1) 滅菌：すべての微生物を殺滅または除外すること（病原細菌の死滅）.
(2) 消毒：病原微生物を殺滅または除外すること.

2 滅菌法 ★★★

1）加熱滅菌法

・火炎滅菌, 乾熱滅菌（160〜180°で60〜30分間）
・高圧蒸気滅菌〈オートクレーブ, 2気圧, 121℃で15〜20分間〉
・ガス滅菌法：エチレンオキサイド〈EO〉ガスを用いて行う. 加熱できない製品の滅菌に適している. EOガスは有毒なので取り扱いに注意が必要である.

2）紫外線滅菌法

・波長250〜280nmの紫外線の殺菌作用が強い. 殺菌効果は直接照射された表面のみ有効で, 効果は距離の2乗に反比例する.

3）放射線滅菌法

・^{60}C（コバルト60）のγ線を照射する方法である. プラスチック製医療器材の滅菌に広く利用されている.

4）濾過滅菌法

・空気や液体中の微生物をフィルターで濾過して除外する方法である.
・0.45 μmや0.22 μm孔のメンブランフィルターが用いられる. ただし, ウイルスは除去されない.

3 消毒法 ★★★

・殺菌効果のある薬品を消毒薬といい, これを利用して感染防止の目的で病原微生物を殺滅または減少させることを消毒という.
・消毒薬により微生物の感受性が異なるので, 最も有効な消毒薬を選択することと, 濃度, 温度, 作用時間などが適した状態で使用することが重要である.

滅菌と消毒は, とても重要. 滅菌法の種類と条件をしっかり覚えるにゃ.
消毒薬も微生物別と使用目的による選択について理解するにゃ.

4 微生物別にみた消毒薬の選択　★★★

	消毒薬	一般細菌	芽胞	緑膿菌	結核菌	真菌	HBV	HIV
広域	グルタラール	◎	◎	◎	◎	◎	◎	◎
中域	消毒用エタノール	◎	×	◎	◎	○	×	◎
	次亜塩素酸ナトリウム	◎	○	◎	○	◎	○	◎
	ポビドンヨード	◎	○	◎	◎	◎	○	○
狭域	ベンザルコニウム塩化物	◎	×	○	×	○	×	×
	クロルヘキシジングルコン酸塩	◎	×	○	×	○	×	×

◎：有効　　○：効果弱い　　×：無効

(ICHG研究会編：歯科医療における国際標準感染予防対策テキスト 滅菌・消毒・洗浄. 2022)

5 使用目的別にみた消毒薬の選択　★★★

区分	消毒薬	環境*	金属器具	非金属器具	手指・皮膚	粘膜	使用濃度
高域	グルタラール	×	○	○	×	×	1～2%
中域	次亜塩素酸ナトリウム	○	×	○	×	×	1～1,000ppm
	消毒用エタノール	○	○	○	○	×	70～90%
	ポビドンヨード	×	×	×	○	○	0.25～0.5%
狭域	ベンザルコニウム塩化物	○	○	○	○	○	1～2%
	クロルヘキシジングルコン酸塩	○	○	○	○	×	0.05～0.5%

*診療室の環境　　○：使用可能　　×：使用不可

08 免疫①

1 特異的免疫機構 ★★★

- 免疫とは自己と非自己を認識し，非自己を排除すること．
- 免疫関連臓器：免疫応答に関与するマクロファージやリンパ球の産生，分化および抗原情報の伝達などが行われる臓器のこと．

> 免疫に関する問題が国試で増えてるよ．しっかり覚えるにゃ．

1) 中枢リンパ組織（第一次リンパ組織）

- リンパ幹細胞が分化，増殖する臓器
- (1) 骨髄：すべての免疫系細胞が産生される．
- (2) 胸腺：Tリンパ球が分化，成熟する．

2) 末梢リンパ組織（第二次リンパ組織）

- 脾臓，リンパ節，パイエル板，扁桃などの組織．

2 免疫担当細胞 ★★★

- 免疫現象の発現に関与する細胞のこと．
- マクロファージは，抗原を補食し，抗原情報をリンパ球に提示する（抗原提示細胞）．
- リンパ球は，免疫現象の主役をなす細胞．
- Tリンパ球〈T細胞〉：骨髄中の前T細胞が胸腺に移動して分化する．
- Bリンパ球〈B細胞〉：抗原刺激を受けると形質細胞に分化し，抗体を産生する（体液性免疫に関与）．前B細胞が骨髄で分化する．

3 免疫応答の種類 ★★

- 体液性**免疫**：体液(血清)中に存在する抗体（免疫グロブリン）によって発現する免疫現象で，抗体は抗原と特異的に結合して抗原抗体複合体を形成する．
- 細胞性**免疫**：感作リンパ球やマクロファージなどの細胞が関与する免疫反応で，抗体は関与しない．細胞性免疫の発現が生体に障害的に働くと遅延型〈IV型〉アレルギーとよばれ，抗原感作から発現するまでの時間が24～48時間を要するもの（ツベルクリン反応，臓器移植に対する拒絶反応）．

> 生体の感染防御機構には，自然免疫と，一度生体が異物に反応して異物の再侵入に備える獲得免疫があるよ．

6章

微生物学

- 先天**免疫**：<u>自然</u>免疫ともいわれ，宿主である生体が生まれながらにもっている病原
　　　　　　　体に対する抵抗性をいう．
- 獲得**免疫**：後天免疫ともいわれる．生後，感染因子との接触，ほかの宿主が特異免
　　　　　　　疫反応により獲得した免疫因子の移入により獲得される免疫のこと．
  - 能動（自動）**免疫**：自己の体内で抗体産生が起こること（<u>ワクチン</u>，予防接種）．
  - 受動**免疫**：ほかの生体で産生された抗体を注射すること（<u>血清</u>療法）．

4 抗原抗体反応　★★

凝集反応	・細胞抗原と抗体の反応で凝集塊が形成される． ・細菌凝集反応（例：ウィダール反応），血球凝集反応（例：血液型判定）など．
沈降反応	・微小抗原や液性抗原と抗体の反応で沈降線（輪）が形成される． ・ゲル内沈降反応，重層法など．
補体結合反応	・抗原抗体複合体に補体が結合し，活性化されることにより生じる反応． ・溶菌反応（例：パイフェル現象），溶血反応（例：血液型不適合輸血，ワッセルマン反応）など．
毒素中和反応	・毒素と抗体が結合することにより毒素が中和される反応． ・シックテスト（ジフテリアの診断法），ディックテスト（猩紅熱の診断法），AS（L）O試験（溶血レンサ球菌感染に対する診断法）など．
ウイルス中和反応	・ウイルスが抗体と結合すると感染性を消失する反応．

5 ヒト免疫グロブリンのイソタイプとその性状　★★★

- 抗体は，血清中に存在する抗原特異的な反応性をもつ<u>γ-グロブリン</u>の総称，免疫グ
  ロブリン〈immunogloblin；Ig〉である．
- 免疫グロブリンは5種類存在する．

イソタイプ	IgG	IgM	IgA	IgD	IgE
主な働き	・血管中に最も多く，オプソニンの主役	・早期感染防御の主役	・分泌型抗体として粘膜感染防御の中心	・B細胞の分化過程で生成された細胞に結合	・アナフィラキシー型アレルギー性抗体
構造		J鎖	血清IgA / 分泌型IgA / J鎖 分泌片		
補体の活性化	＋＋	＋＋＋	±	−	＋
胎盤通過性	＋	−	−	−	−
オプソニン活性	＋	−	−	−	−
凝集活性	＋	＋＋	＋	−	−
結合する細胞	・好中球 ・マクロファージ				・肥満細胞 ・好塩基球

(1) IgG：血清，組織中に最も多く，歯肉溝液の主たる免疫グロブリン.
　　・2度目の感染に対して防御的に働く（二次免疫応答；図）.
　　・補体を活性化する.
　　・胎盤通過性がある.
(2) IgM：抗原感作後最も早く出現する.
　　・5量体で抗原結合部位は10カ所.
　　・補体を活性化する.
　　・分子量が最も大きい.
　　・ABO式血液型の凝集素.
(3) IgA：分泌液中の主要抗体.
　　・唾液中に最も多い.
　　・分泌型IgA〈sIgA〉は2量体であり，肺，唾液腺，腸管で産生される.
(4) IgD：Bリンパ球の表面レセプター
(5) IgE：アナフィラキシー反応（I型アレルギー）に関与する肥満細胞.
　　・好塩基球からヒスタミンを遊離.
　　・血清中に最も少ないもの.

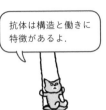

抗体は構造と働きに特徴があるよ.

6 粘膜免疫　★

・粘膜面で病原体を体内に侵入させない免疫機構を粘膜免疫という.
・口腔内に分泌される唾液中に存在する分泌型IgA〈sIgA〉は，口腔内の感染防御に重要な役割を果たしている. （CP）

[粘膜面における抗原特異的免疫応答の誘導経路]
・粘膜表面から抗原を取り込み，抗原特異的な免疫応答を誘導する粘膜関連リンパ組織〈MALT〉といわれる誘導組織と，唾液腺などのように抗体を分泌する実行組織に分けられる.

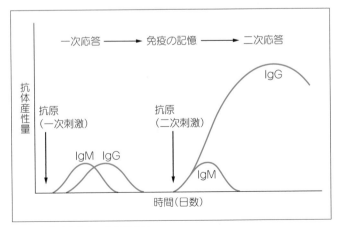

図　一次免疫応答と二次免疫応答

- 誘導組織には，腸管関連リンパ組織〈GALT〉，鼻咽頭関連リンパ組織〈NALT〉がよく知られている.
- 分泌される2量体のsIgAの作用として，中和作用や付着阻害作用などが知られている.

7 抗体 ★★★

- 免疫グロブリン分子の基本構造は，2本のH鎖と2本のL鎖がS-S結合で結ばれた4本のポリペプチド鎖により構成されたY字型の構造である.
- 1つの免疫グロブリンの構造を単量とよび，抗原と結合する抗原結合部位が2カ所存在する.
- 抗体には5種類ある.

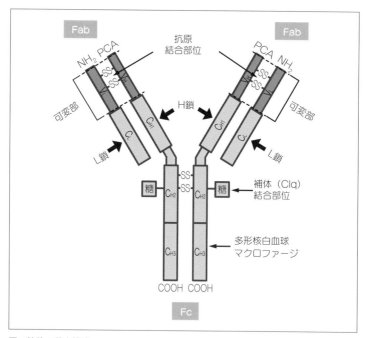

図 抗体の基本構造

Check Point

粘膜での防御に関わる免疫グロブリンは？

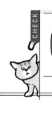

1 補体とは ★★

- ・血清中に存在する一連の酵素群.
- ・抗体やほかの因子と共同で免疫やアレルギーの発現に関与する.
- ・グロブリンタンパクである.
- ・C1〜C9の9つに分類される.
- ・食菌促進作用 (オプソニン作用) を有する (3Cb).
- ・血管透過性亢進作用をもつ.
- ・好中球走化性作用をもつ (C5a).
- ・アナフィラトキシンとして炎症を惹起する (C3a, C5a).
- ・溶菌作用, 細胞の破壊 (細胞膜侵襲複合体, C5b6789).

生体防護機構には, 抗体が認識した非自己を貪食して排除する食作用のほかに異物を破壊したり, 炎症を引き起こして食細胞を集積させる補体が重要な働きをしているよ.

2 アレルギー ★★★

- ・生体に対して障害的に作用する免疫現象をアレルギーあるいは過敏症という.

1) I型, II型, III型

- ・血清中の抗体が関与するもので体液性免疫といわれる.
- ・数分で反応することから即時型アレルギーともよばれる.
- (1) **I型アレルギー**：アナフィラキシー型ともよばれる. ペニシリンに対するアレルギー反応や食物アレルギーが代表例である. IgEと肥満細胞や好塩基球が関与する.
- (2) **II型アレルギー**：II型アレルギーは標的細胞の表面抗原に抗体の結合による細胞傷害. IgG, IgMが関与する. 細胞と抗体が結合➡補体の活性化➡細胞傷害
- (3) **III型アレルギー**：抗原抗体複合物が組織に沈着した後, 補体の活性化などにより組織を引き起こす. IgG, IgMが関与する.

2) IV型

- ・抗体は関与せず, T細胞が主体をなすもので細胞性免疫といわれる.
- ・反応が24〜48時間と遅く, 遅延型アレルギーともよばれる.

アレルギーのポイントは, 関与する細胞が何か, 抗体の関与があるか, どのような疾患があるかを必ず覚えるにゃ.

6章

微生物学

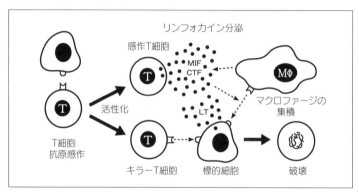

図　Ⅳ型アレルギー

	Ⅰ型	**Ⅱ型**	**Ⅲ型**	**Ⅳ型**
関与する抗体	IgE	IgG, IgM	IgG, IgM	—
関与する細胞	・肥満細胞 ・好塩基球	・キラーT細胞 ・好中球 ・K細胞 ・マクロファージ	・好中球 ・マクロファージ	・キラーT細胞 ・マクロファージ
補体の関与	−	+	+	−
主な疾患	・喘　息 ・蕁麻疹 ・アレルギー性鼻炎 ・アレルギー性結膜炎 ・腸管アレルギー ・アナフィラキシーショック	①自己抗体によるもの ・自己免疫性溶血性貧血 ・血小板減少性紫斑病 ・重症筋無力症 ・自己免疫性肝炎 ②同種抗体によるもの ・新生児溶血性黄疸 ・輸血反応	・糸球体胃炎 ・血清病 ・リウマチ性関節炎 ・血管炎	・接触性皮膚炎（金属アレルギーなど） ・ツベルクリン反応 ・移植臓器の拒絶反応 ・移植細胞宿主反応

＋：あり　　−：なし

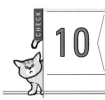
10 口腔に病変を発症する微生物①

1 う蝕原因菌の性状 ★★★

- ・う蝕は細菌感染症である.
- ・う蝕原因菌のうち最も重要なのはミュータンスレンサ球菌 〈*Streptococcus mutans*〉である.

1) ミュータンスレンサ球菌の性状

- ・ショ糖 (スクロース) からグルコシルトランスフェラーゼ により粘着性のある不溶性多糖 (唾液に溶けない糖) の産 生 (歯面付着性).
- ・耐酸性 (酸に強い)
- ・乳酸を産生する (ただし, 乳酸を最も産生するのは乳酸 菌). スクロースの分解で産生されたフルクトースから乳 酸ができる (酸産生性).
- ・グラム陽性球菌・通性嫌気性.
- ・母親から垂直感染する.
- ・付着因子として不溶性多糖と菌体表面のタンパク質抗原〈PAc〉が重要である.

不溶性多糖 (不溶性 グルカン) というプ ラークのもとになる 成分の産生が, 酸の 停滞に好都合になっ ているよ.

2 日和見感染を引き起こす微生物 ★★★

- ・免疫機構が正常な場合には病変を引き起こさないが, 免疫機構が低下 (感染しやす い!) することによって, 本来弱毒菌にも関わらず感染が起こることをいう.
- ・菌交代現象とは, 抗菌薬の使用により病原性の弱い微生物が優勢になり病変を引き 起こす現象. 真菌である *Candida albicans* も菌交代現象で優勢となる微生物である.

[*Candida albicans*]

- ・真菌の1つである *Candida albicans* は日和見感染を引き起こす.
- ・鵞口瘡を発症する.
- ・*Candida albicans* は義歯に付着しやすいので義歯性口内炎を引き起こす.

3 その他口腔粘膜に病変を発症する主な細菌 ★

- (1) *Actinomyces israelli*：放線菌症を引き起こす常在細菌.
- (2) *Mycobacterium tuberculosis*：結核を引き起こす細菌で外因感染. 表面が脂質で 覆われ抗酸菌の1つである.
- (3) *Staphylococcus aureus*〈黄色ブドウ球菌〉：口腔にさまざまな化膿性炎を引き起 こす代表的な細菌.

6章

微生物学

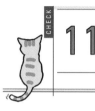

11 口腔に病変を発症する微生物②

1 歯周病を引き起こす細菌の性状 ★★★

- ・歯周病（歯周疾患）には歯肉病変と歯周炎がある．歯肉病変ではプラーク性歯肉炎が細菌と関連する．
- ・プラーク性歯肉炎を引き起こす細菌➡ *Actinomyces viscosus*
- ・慢性歯周炎を引き起こす細菌➡ *Porphyromonas gingivalis*

1) *Porphyromonas gingivalis* の特徴

- ・黒色色素産生嫌気性グラム陰性桿菌．嫌気性グラム陰性桿菌は，歯周炎でできる歯周ポケット内で多い細菌群．
- ・付着因子として線毛がある．
- ・内毒素が骨吸収を促進する．すべての歯周病原細菌は内毒素をもつ．
- ・コラゲナーゼ，トリプシン様酵素などのタンパク（タンパク分解酵素）分解酵素やインドール，アンモニアなどの代謝産物も毒性を示す．

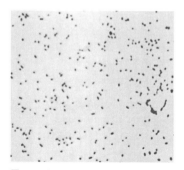

図 *Porphyromonas gingivalis*

Porphyromonas gingivalis は，慢性歯周病の原因菌で，歯周病に関わる病原因子を保有しているよ．

2 歯周ポケット内細菌の特徴 ★★★

- ・嫌気性菌の増加
- ・グラム陰性菌の増加
- ・運動性桿菌の増加
- ・スピロヘータの増加
- ・*Porphyromonas gingivalis* の増加
  ＊歯肉縁上の細菌の特徴は上記の反対の傾向を示す．

3 主な歯周炎と関与する細菌　★★

細菌名	歯周炎	特徴
Treponema denticola	慢性歯周炎	・口腔スピロヘータの1つ. ・らせん菌で運動をする. ・細菌の運動は位相差顕微鏡と暗視野顕微鏡で観察できる.
Prevotella intermedia	歯周炎, 歯肉炎	・壊死性潰瘍性歯肉炎や壊死性潰瘍性歯周炎で, スピロヘータとともに認める細菌. ・女性ホルモン〔エストロゲン (エストラジオール, プロゲステロン), エストラジオール〕により発育が促進されるので, 思春期関連性歯肉炎, 妊娠期関連性歯肉炎の原因菌でもある.
Fusobacterium nucleatum〈紡錘菌〉	慢性歯周炎との関連性あり	・菌端のとがったグラム陰性菌. ・ほかの細菌と共凝集して, プラーク形成の中心的役割を果たしている.
Aggregatibacter actinomycetemcomitans	侵襲性歯周炎	・白血球毒 (ロイコトキシン)・線毛・内毒素をもつ. ・35歳以下の若い人に発症する急激な歯槽骨の吸収を認める歯周炎. ・以前は若年性歯周炎ともよばれていた.

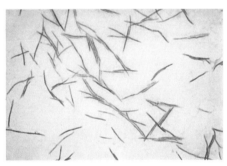

図　*Fusobacterium nucleatum*
菌体の両端が尖った紡錘状の形態をしているため,
紡錘菌ともよばれる.

4 Red Complex〈レッドコンプレックス〉 ★★★

・重度歯周炎に関連する3菌種 (*Porphyromonas gingivalis*, *Tannnerella forsythia*, *Treponema denticola*) は，Red Complex (レッドコンプレックス) とよばれる.

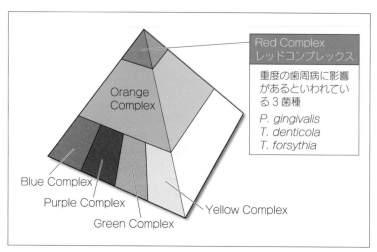

図 **Red Complex〈レッドコンプレックス〉**

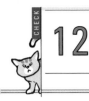

12 デンタルプラークと プラークの成熟

1 デンタルプラーク ★★★

・デンタルプラーク〈歯垢〉は，代表的なバイオフィルムである．
・歯面に唾液由来の糖タンパク質が付着してペリクル〈獲得被膜〉を形成する．ペリクルは，0.3〜1.0μmの無構造で無細胞な均一の薄い被膜である．通常の口腔清掃では除去できないものである．
・歯の表面にペリクルが形成されると，静電気的結合や特異的結合などによりレンサ球菌などが付着し，付着した細菌に共凝集(2種類以上の細菌が凝集すること)により，プラークが形成される．

2 プラークの成熟 ★★★

・プラークは，複数の異なる細菌種が共凝集して形成される．
・プラーク中の細菌叢の割合を経時的に調べると，プラークの成熟に伴って細菌の割合が変化する．全期間を通じて*Streptococcus*属が最も優勢である．プラークの成熟に伴い，*Fusobacterium*属，*Corynebacterium*属，*Veillonella*属，*Actinomyces*属などの嫌気性菌の増加が認められる．一方，好気性菌である*Neisseria*属は減少する．

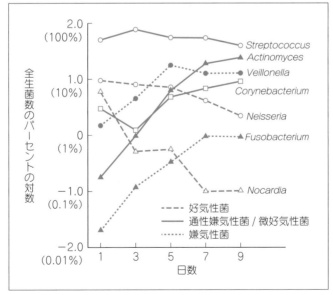

図 歯肉縁上プラークの形成過程における細菌種の変化
(Ritz, H.L.：Arch. Oral. Biol., 12：1261. 1967)

6章

微生物学

7章

薬理学

POINT

　薬理学は，比較的広範囲から出題されますが，止血薬，抗炎症薬，抗菌薬は，きわめて重要です．特に抗菌薬は副作用もあわせて覚えてください．

　薬理学では，薬の名前がたくさん出てきて混乱しやすいので，注意しながら覚えましょう．止血役や抗菌薬など，目的別に，それぞれどのような名前の薬があるか覚えるとよいでしょう．

　さらに，薬理学の基本である薬物の用量と作用は,計算問題も含めてできるようにしておきましょう．

　医薬品の管理や保存方法は日常業務とも関連し，薬物依存も社会問題となっているので，しっかりとおさえておきましょう．

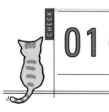

01 薬物療法の種類

1 原因療法 ★

- 病気の原因を取り除く薬物療法を<u>原因療法</u>という.
- 感染症に対する抗菌薬, 悪性腫瘍に対する抗悪性腫瘍薬, 中毒に対する解毒薬などが用いられる.

2 対症療法 ★

- 病気による症状を除くことによって, 生体に対する負担を軽くし, 自然治癒力を高めて回復に向かわせる薬物療法を<u>対症療法</u>という.
- 抗炎症薬, 鎮痛薬, 解熱薬などが用いられる.

3 予防療法 ★

- インフルエンザワクチンのように, 疾病の発現を予防する薬物療法である.

4 補充療法 ★

- ビタミンやホルモンなど, 生体に不足している物質を補う薬物療法である.

5 薬理作用の基本形式 ★

- 薬物が生体に及ぼす作用を<u>薬理作用</u>という.
- **(1)** <u>興奮</u>**作用**：特定の細胞, 組織, 器官の機能を亢進する作用
- **(2)** <u>抑制</u>**作用**：特定の細胞, 組織, 器官の機能を抑制する作用
- **(3)** <u>刺激</u>**作用**：特定の細胞, 組織, 器官だけに作用するのではなく, 機能や形態に変化を及ぼす作用

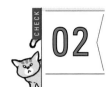

02 薬物の用量と作用

1 用量 ★★

・生体に投与する薬物量（投与量）のこと.
・薬理作用の大きさは用量に依存する.

2 用量を表す言葉 ★★

(1) **無効量**：薬理作用を示さない用量
(2) **最小有効量**：治療に必要な作用を示す用量
(3) **最大有効量**：中毒症状を示さない最大用量
(4) **有効量**：最小有効量と最大有効量の間の量で, 治療に用いられる用量
(5) **中毒量**：中毒症状を示す薬用量
(6) **致死量**：死をきたす薬用量
(7) **50%有効量〈ED$_{50}$〉**：実験に用いた動物の50%に薬理作用が現れる用量
(8) **50%致死量〈LD$_{50}$〉**：実験に用いた動物の50%が死亡する用量

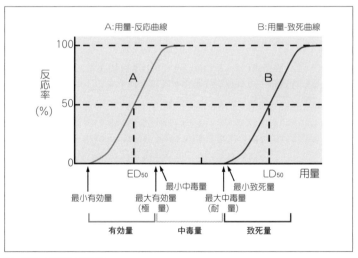

図　薬物の用量反応曲線

4 安全域（治療係数） ★★★

・LD$_{50}$/ED$_{50}$ の式で求められる値で, この値が大きいほど安全で使いやすい薬物である.

7章

薬理学

165

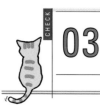

03 薬物動態

1 薬物の生体膜通過様式 ★

・細胞膜の主体は疎水性の脂質膜であるため, 脂溶性の物質は容易に通過できるが, 水溶性の物質, 特にイオン化した物質は通常通過できない.

1) 受動拡散

・多くの薬物は, 生体膜の内外で濃度の高い側から低い側へ通過する.
・脂溶性の物質, イオン化していない (非イオン型) 物質, 分子量が小さい物質ほど通過しやすい.
・親水性の物質, イオン化した物質 (イオン型), 分子量が大きい物質は通過しにくい.

2) 能動輸送

・薬物を濃度の低い側から高い側に輸送するもので, エネルギー〈ATP〉が必要である.

2 薬物動態 ★★

・薬物は投与され吸収された後, 生体内に分布し, 多くの薬物は代謝 (生体内変化) を受けた後に, 体外に排泄される. この過程を薬物動態といい, ①吸収, ②分布, ③代謝, ④排泄の過程をたどる.

1) 吸収

・薬物の吸収 (生体膜通過) は, 受動輸送あるいは能動輸送により行われる.
・胃のような酸性環境下では弱酸性薬物が吸収されやすく, また小腸のような塩基性環境下では弱塩基性薬物が吸収されやすい.

2) 分布

・吸収された薬物は生体内の作用を期待される部位へと分布する.
・循環系に入った薬物は, 非特異的かつ可逆的に血漿タンパク (アルブミン) と結合する.
・結合型薬物と遊離型薬物とは動的平衡を保つ.
・遊離型薬物のみが薬理作用をもつ. 結合型薬物は血管内にとどまり, 通常は生体内変化を受けず, 排泄されない.

3) 代謝

・生体内に分布した薬物は, 多くの場合生体内変化を受ける.
・主として肝臓の薬物代謝酵素CYP〈チトクロムP-450〉の作用によって起こるが, 肝臓以外でも起こる.
・代謝により水溶性が増し, 尿細管からの再吸収が減少するとともに排泄が促進する.
・酸化, 還元, 加水分解反応を第1相反応, 抱合を第2相反応という.

4）排泄

- 薬物は未変化のまま，あるいは代謝を受けて腎臓，肝臓，乳腺，唾液腺などから排泄される．
- 腎臓からの排泄は糸球体ろ過，分泌および再吸収の過程からなる．

3 薬物動態のパラメータ ★★★

1）生物学的半減期（$T_{1/2}$）

- 薬物の血中濃度が<u>50</u>%に半減するのに要する時間のこと．
- 生物学的半減期の意味すること

(1)$T_{1/2}$が短縮する場合

- 代謝速度が速いとき
- 排泄が速いとき
- <u>酵素誘導</u>されたとき

(2)$T_{1/2}$が延長する場合

- <u>腸肝循環</u>をする薬物
- <u>血漿タンパク</u>との結合性が強いとき➡代謝されにくい
- <u>腎機能</u>，<u>肝機能</u>の低下（高齢者），未発達（小児）

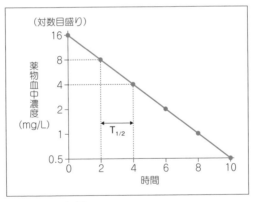

図　生物学的半減期

4 生物学的利用能〈バイオアベイラビリティ〉 ★★

- 経口投与された薬物が活性型のまま血液中に移行する割合である．
- 静脈内投与では投与量と血中量が等しいため，生体利用能は<u>1</u>である．
- 経口投与では全量が吸収されるわけではなく，<u>初回通過効果</u>を受けるため1以下となる．
- 経口投与と静脈内注射の「血中薬物濃度曲線下面積」の比から求められる．

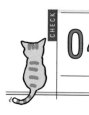

04 薬物の適用方法

1 全身適用と局所適用 ★

(1) **全身適用**：投与した薬物が投与部位から吸収され，血液循環によって全身に分布する投与法.

(2) **局所適用**：薬物の適用部位に限局して作用を示す投与法.

2 投与方法の種類 ★★★

1) 経口投与（内服）

・経口投与された薬物は，胃粘膜や小腸粘膜から吸収される.

・胃や小腸から吸収された薬物は肝臓で代謝を受ける（初回通過効果）.

2) 注射

・薬液を直接組織内あるいは血液中に注入する方法で，投与した薬物の全量が吸収される.

・注射部位により，静脈内注射，筋肉内注射，皮下注射，皮内注射，動脈内注射などがある.

・吸収は，静脈内・動脈内＞筋肉内＞皮下・皮内の順に速い.

3) 吸入

・吸入麻酔薬や気管支拡張薬などは，薬物を吸入させることにより投与する.

・吸入麻酔薬は肺胞から吸収され，気管支拡張薬は気管支に直接作用する.

4) 粘膜適用

・口腔粘膜（舌下粘膜）や直腸粘膜など，胃や小腸以外の粘膜から薬物を吸収させる投与法である.

・粘膜適用は初回通過効果を受けず，効果の発現も比較的速い.

5) 経口投与と静脈内注射の比較

(1) 経口投与と静脈内注射の特徴

	経口投与	静脈内注射
作用発現の速さ	緩やか	速い（緊急時に有用）
作用持続時間	長 い	短 い
滅菌の必要性	不 要	必 要
初回通過効果	受ける	受けない
簡便性	簡 便	医師，歯科医師が行う

(2) 経口投与と（静脈内）注射の利点・欠点

(CP)

	利点	欠点
経口投与	・比較的安全である. ・簡便である. ・滅菌の必要がない.	・緊急時には不向きである. ・初回通過効果※を受ける薬物の投与ができない. ・胃や腸内内容物により吸収が不定である.
（静脈内）注射	・初回通過効果を受けないため，薬効が急速かつ確実である. ・作用発現が速いため，緊急時に適している.	・滅菌が必要である. ・中毒やアレルギー，副作用が生じたときは重篤になりやすい. ・疼痛を伴う.

※初回通過効果
経口投与された薬物は，胃や小腸などの消化管（直腸下部と口腔粘膜を除く）から吸収され，上腸間膜静脈を介して門脈に入り，全身循環に入る前に肝臓で代謝を受けることになる．これを初回通過効果という．

3 薬効発現の速さ　★★

・薬効の発現は投与方法によって異なる.
・一般に，静脈内注射 > 吸　入 > 筋肉内注射 > 皮下注射 > 経口投与の順である.

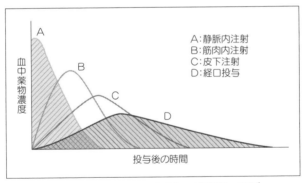

A：静脈内注射
B：筋肉内注射
C：皮下注射
D：経口投与

図　投与方法の違いによる薬物の血中濃度の時間経過の相違[4]

Check Point

経口投与と（静脈内）注射の利点は？

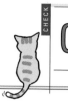

薬物の連用

1 単回投与と反復投与　★

(1) **頓服**：1回のみの投与法で，鎮痛薬や解熱薬などに用いられる．
(2) **反復投与(連用)**：繰り返し投与する方法で，一定濃度以上の血中濃度を保ち，作用の持続と効果を確実にする方法である．

2 蓄積　★

・反復投与によって排泄量よりも投与量が上回り，大量の薬物が体内に残留すること．
・蓄積によって<u>中毒</u>が発現することがあるので注意を要する．

3 耐性　★

・薬物の反復投与により薬効が低下することがあり，最初の投与量で得られた効果が得られなくなる．
・同じ効果を得るためには増量が必要となり，中毒の危険性がある．

4 薬物依存　★

・薬物の連用によって，精神的，身体的に薬物摂取要求が大きくなり，その薬物の投与中止が困難になること．
・投薬中止によって正常な日常生活の維持が困難となり，精神的，身体的障害を引き起こす．
・薬物依存には，精神的依存と身体的依存があり，身体的依存では薬物摂取の中止により<u>禁断症状</u>(退薬症候)を示す．
・薬物依存を形成する薬物には，麻薬，向精神薬，覚せい剤，大麻などがあり，一般に，中枢神経系に作用する薬物である．

1) <u>精神的</u>**依存**

・自己満足や快楽のために薬物を連用した結果，薬物に対する自制力を失ってしまう状態．
・薬物の投与中止により，精神不安定，睡眠障害，不安などの症状を示す．

2) <u>身体的</u>**依存**

・薬物の投与中止により，悪心，嘔吐，振戦，せん妄などの<u>禁断症状</u>(<u>退薬症候</u>)を示すようになった状態．

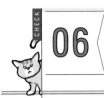

06 薬物の併用

1 薬物相互作用 ★★

- 2種類以上の薬物を併用すると，それぞれの薬物を単独で投与している場合と異なる反応がみられることがある．これを<u>薬物相互作用</u>という．
- 薬物相互作用には，併用により作用が増強される場合（<u>協力作用</u>）と作用が減弱する場合（<u>拮抗作用</u>）とがある．

2 協力作用 ★★

- 2種類以上の薬物を使用したとき，単独で使用したときに比べて作用が<u>増強</u>される場合をいう．
- 協力作用には，<u>相加作用</u>と<u>相乗作用</u>がある．

相加作用	・薬物を併用したときの効果がそれぞれの薬物の効果の代数和に等しい場合（1＋1＝2）. ・類似した作用部位と効果をもつ薬物の併用でみられる.
相乗作用	・薬物を併用したときの効果がそれぞれの薬物の効果の代数和より大きい場合（1＋1＞2）. ・異なる作用機序をもつ薬物の併用でみられる.

3 拮抗作用 ★★

- 2種類以上の薬物を使用したとき，単独で使用したときに比べて作用が<u>減弱</u>される場合をいう．
- 作用薬を<u>アゴニスト</u>，拮抗薬を<u>アンタゴニスト</u>とよぶ．
- 拮抗様式の違いにより，競合的拮抗，非競合的拮抗，機能的拮抗（生理学的拮抗），化学的拮抗がある．

拮抗様式	作用機序
競合的拮抗	・それぞれの薬物が同じ受容体を競合する場合. 　　例：アセチルコリンとアトロピン（ムスカリン受容体を競合する）
非競合的拮抗	・それぞれの薬物が異なる部位に作用して，作用薬の作用を減弱させる場合.
機能的拮抗	・作用点の異なる薬物の作用が正反対である場合. 　　例：アドレナリンの血圧上昇とアセチルコリンの血圧下降
化学的拮抗	・中和反応やキレート反応など化学反応に基づく拮抗様式. 　　例：テトラサイクリンとカルシウム製剤

7章

薬理学

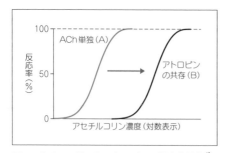

図 アセチルコリンとアトロピンの競合的拮抗[4]

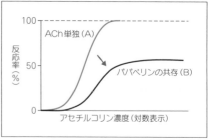

図 アセチルコリンとパパベリンの非競合的拮抗[4]

4 受容体の作用薬と拮抗薬 ★

主な受容体とその作用薬，拮抗薬

	受容体	作用薬（アゴニスト）	拮抗薬（アンタゴニスト）
アドレナリン	$\alpha_1 + \alpha_2$	アドレナリン	フェントラミン
		ノルアドレナリン	
	β	アドレナリン	プロプラノロール
		イソプレナリン	
	β_2	サルブタモール	
アセチルコリン	ムスカリン	アセチルコリン	アトロピン
		ムスカリン	スコポラミン
		ピロカルピン	
	ニコチン（神経筋接合部）	アセチルコリン	ベクロニウム
			ロクロニウム
ヒスタミン	H_1	ヒスタミン	ジフェンヒドラミン
	H_2	ヒスタミン	シメチジン
オピオイド	μ（ミュー）	モルヒネ	ナロキソン
		フェンタニル	
		コデイン	
GABA	GABA	γアミノ酪酸	フルマゼニル
		ベンゾジアゼピン	（ベンゾジアゼピンのみ）
		バルビツレート	
		プロポフォール	

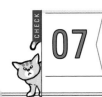

07 薬物の副作用

1 薬物による有害作用 ★★

- 患者に常用量の薬物を投与した場合，治療の目的にかなった有益な作用を主作用といい，治療に対して不必要な作用，むしろ障害となる作用を副作用という.
- 副作用のうち有害でかつ意図しない作用を有害作用という.
- 薬物を常用量以上の多量を投与した場合 (過量) に起こる反応を薬物中毒という.
- 薬物の副作用には，特異体質，薬物アレルギー (過敏症)，消化管障害，造血器障害，肝障害，腎障害，中枢神経障害，催奇形性，薬物依存，発癌性などがある.

2 抗菌薬の副作用 ★★★

抗菌薬	代表的薬物	副作用
ペニシリン系	ペニシリンG，ベンジルペニシリン	アナフィラキシーショック，腎障害
セフェム系	セファクロル，セファレキシン	過敏症，腎障害
マクロライド系	クラリスロマイシン，アジスロマイシン	肝障害
アミノグリコシド系	ストレプトマイシン，カナマイシン	第Ⅷ脳神経障害 (難聴，めまい)，腎障害
テトラサイクリン系	テトラサイクリン，ミノサイクリン	歯の着色，硬組織形成阻害，光線過敏症
クロラムフェニコール	クロラムフェニコール	再生不良性貧血
ニューキノロン系	オフロキサシン，レボフロキサシン	光線過敏症，けいれん発作誘発

3 非ステロイド性抗炎症薬の副作用 ★★★

消化性潰瘍，喘息発作 (アスピリン喘息)，蕁麻疹，腎障害 CP①

4 ステロイド性抗炎症薬の副作用 ★★★

満月様顔貌 (ムーンフェイス)，感染症の増悪 (免疫抑制)，消化性潰瘍，骨粗鬆症

CP②

5 薬物依存を起こす薬物 ★★

オピオイド類 (モルヒネ，フェンタニル)，ベンゾジアゼピン類 (ジアゼパム，フルニトラゼパム)，バルビツレート類，覚醒剤 (アンフェタミン)，大麻・マリファナ，アルコール，ニコチン

6 口腔領域に副作用を示す薬物 ★★★

1）歯肉増殖
フェニトイン（抗てんかん薬），ニフェジピン（カルシウム拮抗薬），
シクロスポリン（免疫抑制薬） CP③

2）口腔乾燥
ジアゼパム（抗不安薬），クロルプロマジン（抗精神病薬），イミプラミン（三環系抗う
つ薬），アトロピン（副交感神経遮断薬），クロルフェニラミン（抗ヒスタミン薬）

3）味覚障害
非ステロイド性抗炎症薬，イミプラミン（三環系抗うつ薬）

4）歯の形成不全，着色
テトラサイクリン（抗菌薬）

Check Point
① 非ステロイド性抗炎症薬の副作用は？
② ステロイド性抗炎症薬の副作用は？
③ 薬物性歯肉増殖症を示す薬物は？

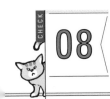

医薬品の管理

1 医薬品の分類と保管 ★★★

- 医薬品，医療機器等の品質，有効性及び安全性の確保等に関する法律〈医薬品医療機器等法〉では医薬品を毒薬，劇薬およびそれ以外の普通薬に分類しており，それぞれ表示方法と保管方法が規定されている．
- 毒薬，麻薬，覚醒剤，習慣性医薬品はすべて鍵のかかるところに保管する．
- 麻薬は麻薬専用の鍵のかかる堅固な固定した重量金庫に保管する．
- 向精神薬は鍵のかかる保管庫に保管する．

1）毒薬
(1) **表示**：直接の容器または被包に，黒地に白枠，白字でその薬品名と『毒』の文字を記載する．
(2) **保管**：劇薬，普通薬と区別して，鍵のかかる保管庫に保管する．

2）劇薬
(1) **表示**：直接の容器または被包に，白地に赤枠，赤字でその薬品名と『劇』の文字を記載する．
(2) **保管**：普通薬と区別して保管する．

3）その他（普通薬）
(1) **表示**：直接の容器または被包に，白地に黒枠，黒字（または青枠，青字など）でその薬品名を記載する．
(2) **保管**：規制はない．

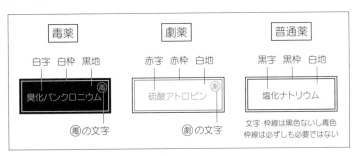

図　毒薬，劇薬，その他（普通薬）の表示

2 医薬品の保存方法 ★★★

- 日本薬局方では保存温度が規定されている．
- 標準温度：20℃，常温：15～25℃，室温：1～30℃，微温：30～40℃，
  冷所：1～15℃

3 医薬品の保存容器 ★★★

(1) <u>密閉</u>**容器**：紙箱や紙袋などの簡単な容器で，固形の異物の混入を防ぐ．

(2) <u>気密</u>**容器**：ガラス瓶，プラスチック容器などで，固形ないしは液状の異物の混入を防ぐ．

(3) <u>密封</u>**容器**：アンプルやバイアル瓶容器で，気体の混入を防ぐ．微生物の混入もないので，容器としては最も厳重な容器である．

(4) <u>遮光</u>**容器**：光の透過を防ぐ容器である． CP

4 OTC医薬品 ★

・医薬品には，<u>医療用医薬品</u>と<u>OTC医薬品</u>がある．

1) 医療用医薬品

・医師・歯科医師の処方せん，もしくは指示によって使用する医薬品である．

2) OTC医薬品

・薬局や薬店で自分で選んで買うことができる市販の医薬品．

・<u>要指導医薬品</u>と<u>一般用医薬品</u>に分類されている．

OTC医薬品の分類

OTC医薬品分類		リスク	購入時の情報提供
<u>要指導医薬品</u>		不確定あるいは高	薬剤師が対面で書面での情報提供 (義務)
<u>一般用医薬品</u>	第1類医薬品	高	薬剤師が書面で情報提供 (義務)
	第2類医薬品	中	薬剤師または登録販売者が情報提供 (努力義務)
	第3類医薬品	低	法律上の規定なし

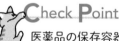

Check Point

医薬品の保存容器には何がある？

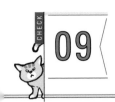

09 〉中枢神経系に作用する薬物

1 全身麻酔薬 ★★

1) 吸入麻酔薬

- ・吸入麻酔薬は，気道から肺胞へ吸入させるガス状の麻酔薬で，肺胞膜から吸収され血中に移行し，中枢神経系を含め全身に分布する．
- ・吸入麻酔薬には，常温で気体であるガス麻酔薬(亜酸化窒素)と，液体である揮発性麻酔薬(セボフルラン，イソフルラン，デスフルランなど)がある．

2) 静脈麻酔薬

- ・静脈麻酔薬は，静脈に直接注射・点滴する全身麻酔薬である．
- ・バルビツール酸系薬物，プロポフォール，ベンゾジアゼピン系薬物，ケタミン塩酸塩がある．

2 催眠薬・抗不安薬 ★★

- ・中枢神経系の抑制性神経伝達物質はγ-アミノ酪酸〈GABA〉で，その受容体であるGABAA受容体の機能を亢進させる薬物の服用量を変えると，抗不安作用，鎮静作用，催眠作用，抗痙攣作用，全身麻酔作用を得ることができる．
- ・GABAがシナプス後膜上にあるGABAA受容体(イオンチャネル内蔵型受容体)に結合すると，イオンチャネルを開口して塩化物イオン〈Cl⁻〉が細胞内に流入する．
- ・神経細胞は過分極し，興奮しにくくなる．

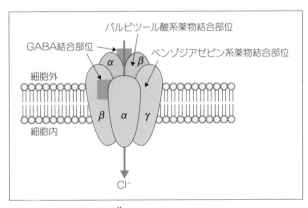

図　GABAA受容体の構造[4]

3 向精神薬 ★

- ・中枢神経系に作用し精神機能，情動面に特異的な影響を与える薬物の総称で，抗不安薬，抗精神病薬，抗うつ薬，抗躁薬などがある．

1）抗精神病薬

- ・統合失調症の治療に主に用いられる．
- ・フェノチアジン系薬物，ブチロフェノン系薬物があり，多くの薬物の共通の薬理作用として脳内のドパミン受容体〈D2受容体〉を遮断する．
- ・歯科診療において注意すべき副作用には，オーラルジスキネジアやジストニア（不随運動），アカシジア（静座不能），パーキンソン様症状（無動，固縮，しびれ）などがある． CP

オーラルジスキネジアは，舌や口唇などに起こる不随意運動だよ．

Check Point

オーラルジスキネジアとは？

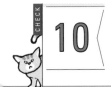

10 末梢神経系に作用する薬物

1 自律神経 ★

・生体の恒常性を保つこと（<u>ホメオスタシス</u>）に関与している臓器，器官を調節する神経系のこと．
・<u>交感神経</u>と<u>副交感神経</u>に大別される．

2 自律神経系の神経伝達物質と受容体 ★★

・自律神経は交感神経と副交感神経に分類される．
・自律神経には3つの受容体が存在し，交感神経節後線維から放出されるアドレナリン，ノルアドレナリンは効果器上の<u>アドレナリン</u>受容体，副交感神経節後線維から放出されるアセチルコリンは効果器上の<u>ムスカリン性</u>受容体に結合する．
・自律神経節には<u>ニコチン性</u>受容体が存在する．

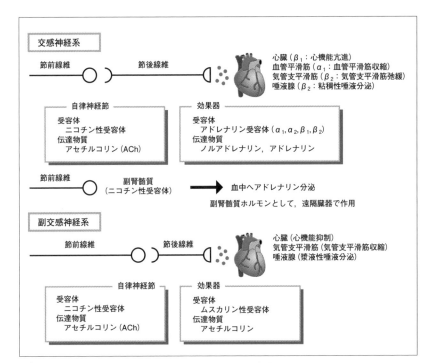

図 自律神経系における神経伝達物質とその局在および受容体

7章

薬理学

	交感神経	副交感神経
受容体	アドレナリン受容体 (α,β)	ムスカリン性受容体
作用薬	アドレナリン ノルアドレナリン イソプレナリン (β)	アセチルコリン ピロカルピン
拮抗薬	フェントラミン プロプラノロール	アトロピン スコポラミン
生理機能	血圧上昇 心機能亢進 血糖値上昇 消化管運動抑制 気管支拡張 唾液分泌 (粘稠性唾液)	血圧低下 心機能抑制 消化管機能亢進 気管支収縮 唾液分泌 (漿液性唾液)

(CP)

3 副交感神経遮断薬 (抗コリン薬) ★★

- ・ムスカリン性受容体の遮断薬を抗コリン薬という.
- ・アトロピン，やスコポラミンはムスカリン性受容体の働きを遮断することにより，抗コリン作用を示す.
- ・迷走神経刺激により起こる徐脈に対して用いられ，心拍数が増加する.

4 筋弛緩薬 ★

- ・骨格筋は運動神経の支配を受けており，運動神経終末から放出されたアセチルコリンが骨格筋のニコチン性受容体に結合して，興奮収縮連関 (p.66参照) により骨格筋が収縮する.
- ・筋弛緩薬は全身の骨格筋を弛緩させることができる.
- ・筋弛緩薬には競合性遮断薬と脱分極性遮断薬がある
- **(1) 競合性遮断薬**：ロクロニウム，パンクロニウム，ベクロニウム
- **(2) 脱分極性遮断薬**：スキサメトニウム

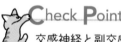

Check Point

交感神経と副交感神経の作用は？

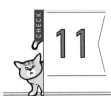

11 局所麻酔薬

1 局所麻酔薬 ★★★

- 投与部位周辺の神経線維の神経伝導を一時的に遮断することで，局所の知覚（痛覚）を消失させる薬物のこと．
- 局所麻酔薬は化学構造によりアミド型とエステル型とに分類される．
- 多くの局所麻酔薬には血管収縮薬としてアドレナリンやフェリプレシンが添加されている．ⒸⓅ①

［局所麻酔薬の種類］

	局所麻酔薬	特徴
アミド型局所麻酔薬	リドカイン	・歯科では最も汎用されている局所麻酔薬 ・効き目が早く，麻酔持続時間も長い（約90分）． ・浸潤麻酔や伝達麻酔のほか，表面麻酔にも使用される． ・血管収縮薬としてアドレナリンが添加されている．
	プロピトカイン	・メトヘモグロビン血症を起こすことがある． ・アドレナリン禁忌患者には，アドレナリンの代わりにフェリプレシンを添加したものが使用される．
	メピバカイン	・リドカインより作用時間が長く，毒性も低い．
エステル型局所麻酔薬	プロカイン	・組織浸透性が低く表面麻酔には使用できない．
	テトラカイン	・効力，毒性ともに強い． ・主に表面麻酔薬として使用される．
	コカイン	・麻薬に指定されているので，歯科用局所麻酔として臨床応用はない．
	アミノ安息香酸エチル（ベンゾカイン）	・水に溶けないので，注射としては使用できない． ・表面麻酔に用いる．

2 局所麻酔薬の作用機序 ★★★

① 局所麻酔薬は，神経線維のNa^+チャネルを阻害し，Na^+の神経線維内への流入を阻害する．
② 活動電位（興奮）の発生が抑制され，興奮伝導が遮断される．

7章

薬理学

❸ 血管収縮薬添加の目的　★★★

・作用時間の延長
・作用の増強
・止血 (術野の確保)
・中毒の予防　CP②

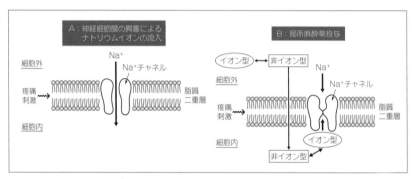

図　局所麻酔薬の作用機構[4]

❹ 局所麻酔法の種類　★

- (1) 表面麻酔：粘膜，創傷部位などの表面に投与し，投与部位周辺の知覚を麻痺させる．
- (2) 浸潤麻酔：皮下，粘膜下，骨膜下などに注射し，薬液が浸潤した範囲の知覚を麻痺させる．
- (3) 伝達麻酔：神経幹，神経叢，神経節の周囲に注射し，その支配組織の知覚を麻痺させる．

❺ 局所麻酔薬の副作用　★

低血圧，ショック，悪心，嘔吐，不穏，痙攣，メトヘモグロビン血症 (特にプロピトカイン)

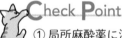

Check Point

① 局所麻酔薬に添加される血管収縮薬は何？
② 血管収縮薬を添加する目的は？

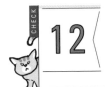

CHECK 12 止血薬

1 止血 ★★

- 止血は，血小板が関与する一次止血と，血液凝固因子が関与する二次止血に分けられる．
- 止血の後，血栓が溶かされる仕組み（線溶という）にはプラスミンが働く．

2 止血の機序 ★★

①血小板凝集による血小板血栓の形成と血管収縮
②血液凝固因子によるフィブリン形成
③プラスミンによる血栓溶解

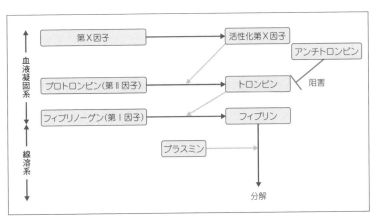

図 血液凝固系と線溶系

3 一次止血と二次止血 ★★★

(1) 一次止血（一次血栓）
- 血管が損傷し出血が生じると，血管は収縮し，血小板が損傷部に凝集粘着して血小板血栓をつくる．

(2) 二次止血（二次血栓）
- 血液凝固機構が働くことにより，血小板血栓周囲にフィブリン（線維素）が形成され，血餅ができる．

7章

薬理学

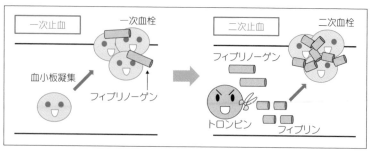

図　一次止血と二次止血[4]

4 血液凝固と血液凝固因子　★★

・血液凝固の基本反応は，<u>血液凝固因子</u>の連鎖反応から始まり，最終的に血漿中のフィブリノーゲンがフィブリンに変化するまでの反応である．

・血液凝固因子は血液凝固反応に関わるタンパク質やCa^{2+}イオンで，それらの連鎖反応によって血液は凝固（フィブリン形成）する．

・血液凝固因子のうち，II，VII，IX，X因子の合成には<u>ビタミンK</u>が必要である．　CP①

5 止血薬　★★★

・止血薬には全身性と局所性がある．全身性止血薬は注射などにより全身投与する薬物をさし，局所性止血薬は局所適用する止血薬である．

局所性止血薬（外用止血薬）	
吸収性止血薬	<u>吸収性ゼラチンスポンジ</u>，<u>酸化セルロース</u>，<u>アルギン酸ナトリウム</u>
血液凝固因子製剤	<u>トロンビン</u>
血管収縮薬	<u>アドレナリン</u>
収斂薬	タンニン酸，塩化第二鉄
全身性止血薬	
血液凝固促進薬	<u>フィブリノーゲン製剤</u>，<u>ビタミンK</u>
血管強化薬	<u>アドレノクロム製剤</u>，<u>ビタミンC</u>（アスコルビン酸）
抗プラスミン薬	<u>トラネキサム酸</u>，<u>ε-アミノカプロン酸</u>

CP②

6 抗血栓薬　★★

1) 抗凝固薬
- 血液が凝固するのを阻害する，または血小板の凝集を抑制する（抗血栓薬）薬物である．
  - ワーファリンカリウム：ビタミンKを阻害
  - ヘパリン：トロンビンを阻害（アンチトロンビンの活性化）

2) 抗血小板薬
- アスピリンはシクロオキシゲナーゼを阻害し，血小板凝集作用をもつトロンボキサンの産生を抑制する．
- 少量の投与で血小板凝集を阻害し，種々の血栓の予防に用いられる．

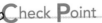
Check Point

① 血液凝固因子の合成に必要なビタミンは？

② 全身性止血薬・局所性止血薬には何がある？

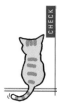

13 抗炎症薬

1 炎症のケミカルメディエーター ★★

- 損傷された組織，および炎症部位に浸潤した白血球や肥満細胞，マクロファージなどから放出される生理活性物質のこと．
- 炎症性細胞のほか，血液中のタンパク質や細胞膜からも合成される．

2 炎症のケミカルメディエーターの種類 ★★

種類	作用
ヒスタミン	・急性炎症初期に肥満細胞や好塩基球から放出される． CP ・炎症第1期の血管拡張，血管透過性の亢進，気管支収縮などに関与する． ・抗原抗体反応の結果，ヒスタミンが放出されたときの反応をI型アレルギー反応という．
キニン類 （ブラジキニン）	・ブラジキニンは炎症第1期の血管拡張や血管透過性亢進に関与する． ・炎症性疼痛の内因性発痛物質である．
プロスタグランジン	・プロスタグランジンは炎症時に細胞膜のリン脂質から合成される物質で，ヒスタミンやブラジキニンの作用を増強する． ・非ステロイド性抗炎症薬によって生合成が阻害される．
ロイコトリエン	・プロスタグランジン同様，炎症時に細胞膜のリン脂質から合成される物質で，気管支を強く収縮させるため，気管支喘息の原因物質の1つである．
トロンボキサンA_2	・プロスタグランジンと同じ過程で合成される物質で，非ステロイド性抗炎症薬によって合成が阻害される． ・血小板凝集作用があり，止血に関与している．

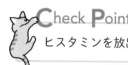

Check Point

ヒスタミンを放出する細胞は？

3 アラキドン酸カスケード ★★

・細胞に炎症性の刺激が加わると，ホスホリパーゼA_2が活性化され，細胞膜からアラキドン酸を遊離させる（下図①）．アラキドン酸にシクロオキシゲナーゼ〈COX〉が作用するとプロスタグランジン類〈PGs〉やトロンボキサン類〈TXs〉（下図②）が生成される．
・アラキドン酸にリポキシゲナーゼが作用するとロイコトリエン類〈LTs〉が生成される（下図③）．この一連の連鎖反応をアラキドン酸カスケードとよび，PGs，TXs，LTsは炎症に関与する．

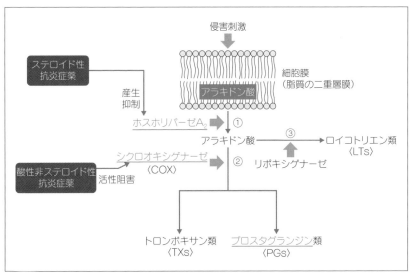

図　アラキドン酸カスケードと抗炎症薬の作用点[4]

4 抗炎症薬 ★★

・炎症反応（発熱，疼痛など）を抑制する目的で使用される薬物のこと．
・炎症反応は種々の炎症のケミカルメディエーターを介するが，そのうちプロスタグランジン，ロイコトリエン，トロンボキサンA_2の産生を抑制する．

7章

薬理学

5 抗炎症薬の種類 ★★★

1）ステロイド性抗炎症薬

- 副腎皮質から分泌される糖質コルチコイドには抗炎症作用があり，ステロイド性抗炎症薬として天然副腎皮質ホルモンや合成副腎皮質ホルモンが使用される．
- ステロイド性抗炎症薬は，ホスホリパーゼA_2を阻害することで細胞膜からのアラキドン酸遊離を抑制し，炎症のケミカルメディエーターの産生を抑制する．

2）非ステロイド性抗炎症薬

- 非ステロイド性抗炎症薬は，シクロオキシゲナーゼを阻害することで，プロスタグランジンやトロンボキサンA_2の産生を抑制し，抗炎症作用を示す． CP
- アスピリンには抗血栓 (血小板凝集抑制) 作用がある．

	主な薬物	副作用
ステロイド性 抗炎症薬	コルチゾン デキサメタゾン トリアムシノロン	満月様顔貌〈ムーンフェイス〉 消化性潰瘍 骨粗鬆症 易感染性 (感染症の増悪)
非ステロイド性 抗炎症薬	アスピリン インドメタシン ジクロフェナクナトリウム ロキソプロフェンナトリウム メフェナム酸 アセトアミノフェン	胃腸障害 (消化性潰瘍) 喘息発作 (アスピリン喘息)

6 解熱鎮痛薬 ★

- 解熱鎮痛薬は，解熱作用や鎮痛作用を示すが，抗炎症作用は非常に弱い薬物群である．
- アセトアミノフェン (カロナール®) が代表薬である．PGs合成抑制作用はほとんどなく，抗炎症作用は弱いが鎮痛薬として使用される．
- 副作用は比較的少なく，インフルエンザ脳症の危険性もないことから，酸性NSAIDs の使用が禁忌の場合でも使用可能である．

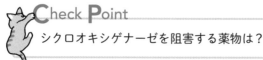

Check Point

シクロオキシゲナーゼを阻害する薬物は？

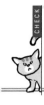

14 抗ヒスタミン薬

1 ヒスタミン ★★

- ヒスタミンは，ショック，アレルギー，炎症反応時に<u>肥満細胞</u>や<u>好塩基球</u>から放出される物質で，<u>血管透過性亢進</u>や<u>血管拡張</u>，<u>気管支収縮</u>などの作用を示す．
- ヒスタミンによるアレルギー症状には，鼻水やくしゃみ，かゆみ，咳，蕁麻疹などがある．

2 ヒスタミン受容体 ★

- ヒスタミンの受容体には，H_1受容体とH_2受容体がある．
- H_1受容体は<u>アレルギー反応</u>，<u>血管拡張</u>に関与し，H_2受容体は<u>胃酸分泌</u>に関与する．

3 抗ヒスタミン薬の種類 ★

	主な薬物	作用
H_1受容体遮断薬	<u>ジフェンヒドラミン</u> クロルフェニラミン	・H_1受容体を遮断し，ヒスタミンによるアレルギー反応（<u>毛細血管拡張</u>と<u>透過性亢進</u>），気管支や平滑筋の収縮を抑制する． ・種々のアレルギー疾患の治療に使用される． ・乗り物酔いの悪心・嘔吐にも使用される．
H_2受容体遮断薬	<u>シメチジン</u> ファモチジン	・H_2受容体を遮断することで<u>胃酸分泌</u>を抑制する． ・胃潰瘍および十二指腸潰瘍治療薬として使用される．
脱顆粒抑制薬	クロモグリク酸	・アレルギー反応によって肥満細胞から脱顆粒によりヒスタミンが放出される．この脱顆粒による放出を抑制する薬物である． ・主に気管支喘息の発作予防に使用される．

CP

Check Point

抗ヒスタミン薬には何がある？

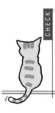

15 鎮痛薬

1 オピオイド系鎮痛薬 ★★

- ・オピオイド受容体のサブタイプにはμ，κ，δ受容体があり，オピオイド系鎮痛薬は，主にμ受容体の作用薬が用いられる．

1) 麻薬性鎮痛薬（<u>モルヒネ</u>，<u>フェンタニル</u>，<u>コデイン</u>）

- ・μ受容体に作用し，強力な鎮痛作用を示す．
- ・がん疼痛緩和における第一選択薬であるが，過量投与による呼吸抑制には注意が必要である．
- ・副作用として悪心・<u>嘔吐</u>，<u>便秘</u>，<u>呼吸抑制</u>がある． CP

2) 麻薬拮抗性鎮痛薬

- ・トラマドールは，μ受容体刺激作用以外にノルアドレナリンとセロトニンの再取り込み阻害作用があり，下行性疼痛抑制系の賦活化も期待できる．
- ・μ受容体部分作動薬（拮抗薬）・κ受容体作動薬のペンタゾシンは単独投与では鎮痛薬として作用するが，<u>モルヒネ</u>と併用するとモルヒネの作用に拮抗する．

2 神経障害性疼痛治療薬 ★

- ・神経障害性疼痛とは，末梢神経や中枢神経の直接的損傷に伴って発生する痛みで，灼熱痛，電撃痛，痛覚過敏，アロディニアなどを伴う難治性の痛みである．
- ・帯状疱疹後神経痛，三叉神経痛などがある．
- ・プレガバリンは神経障害性疼痛の第一選択薬である．

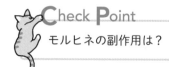

Check Point

モルヒネの副作用は？

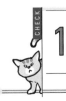

16 抗菌薬

1 抗菌薬 (抗生物質)　★★★

・抗菌薬とは，細菌を死滅または増殖抑制する薬物のこと.

2 抗菌薬の種類 (作用機序による分類)　★★★

1) 細胞壁合成阻害薬

・βラクタム系抗菌薬 (ペニシリン系，セフェム系) やグリコペプチド系抗菌薬 (バンコマイシン) は，細菌細胞壁の合成を阻害することで殺菌作用を示す.　(CP①)

2) タンパク質合成阻害薬

・マクロライド系 (アジスロマイシン，エリスロマイシン)，テトラサイクリン系 (ミノサイクリン，ドキシサイクリン)，アミノグリコシド系 (ストレプトマイシン，カナマイシン)，クロラムフェニコールは細菌の増殖に必要なタンパク質の合成を阻害し，殺菌作用，あるいは静菌作用を示す.　(CP②)

3) 核酸 (DNA) 合成阻害薬

・ニューキノロン系抗菌薬は，細菌のDNA複製を阻害することで作用を示す.　(CP③)

4) 細胞膜障害薬

・ポリペプチド系 (ポリミキシンB) は細菌微生物の細胞膜を障害し，殺菌作用を示す.

7章

薬理学

Check Point

① 細胞壁の合成を阻害する抗菌薬は?

② 細菌のタンパク質合成を阻害する抗菌薬は?

③ 細菌の核酸合成を阻害する抗菌薬は?

3 抗菌薬の副作用 ★★★

	作用機序	主な薬物	主な副作用
ペニシリン系	細胞壁合成阻害	ペニシリン	薬物アレルギー (アナフィラキシーショック), 胃腸障害
セフェム系		セファクロル セファレキシン	薬物アレルギー, 腎障害
グリコペプチド系		バンコマイシン	—
マクロライド系	タンパク質合成阻害	アジスロマイシン エリスロマイシン	比較的副作用は少ない 胃腸障害や肝障害
テトラサイクリン系		ミノサイクリン ドキシサイクリン	硬組織形成障害 (骨形成不全, 歯の形成不全, 歯の着色)
アミノグリコシド系		ストレプトマイシン カナマイシン	第Ⅷ脳神経障害 (内耳神経障害；難聴, 平衡感覚障害)
クロラムフェニコール		クロラムフェニコール	再生不良性貧血 (造血器障害)
ニューキノロン系	核酸合成阻害	オフロキサシン	中枢神経系障害 (痙攣発作) 光線過敏症
ポリペプチド系	細胞膜障害	ポリミキシンB	胃腸障害, 腎障害, 肝障害

4 抗真菌薬 ★★★

・*Candida albicans* などの真菌を死滅させる薬物のこと.
・アムホテリシンB, トリアゾール系 (ミコナゾール), ナイスタチンがある. CP

5 抗ウイルス薬 ★★★

① アシクロビル：単純ヘルペスウイルスおよび水痘・帯状疱疹ウイルス
② オセルタミビル, ザナミビル：インフルエンザウイルス
③ ジドブジン：ヒト免疫不全ウイルス〈HIV〉

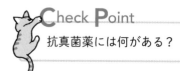

Check Point

抗真菌薬には何がある？

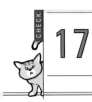

17 漢方薬

1 歯科で用いられる主な漢方薬 ★

漢方薬	効果
・立効散 (りっこうさん)	・歯痛, 抜歯後の疼痛
・半夏瀉心湯 (はんげしゃしんとう)	・口内炎
・黄連湯 (おうれんとう)	・口内炎
・茵蔯蒿湯 (いんちんこうとう)	・口内炎
・五苓散 (ごれいさん)	・口渇
・白虎加人参湯 (びゃっこかにんじんとう)	・口渇
・排膿散乃湯 (はいのうさんきゅうとう)	・歯周炎

1) 立効散
・抜歯後および顎顔面領域の疼痛に効果がある.
・象牙質知覚過敏症にフッ化ジアミン銀の塗布と立効散の内服を併用して, 治療効果が向上した報告もある.

2) 半夏瀉心湯, 黄連湯, 茵蔯蒿湯
・アフタ性口内炎, 特に再発性に適応があると考えられ, 舌炎, 口唇ヘルペスにも効果を示す可能性がある.

3) 五苓散, 白虎加人参湯
・口腔乾燥症に代表的な漢方薬である.
・水分の停滞からくる口渇, 浮腫, 嘔吐などの症状に対応する方剤で, 糖尿病, シェーグレン症候群, 向精神薬, 抗不整脈薬, 放射線治療後の口腔乾燥症の有効性が注目されている.

4) 排膿散乃湯
・患部が疼痛を伴う化膿性の皮膚および口腔, 咽喉の腫物に対し, 排膿の目的で用いられる.

7章

薬理学

薬の分類	薬物名	作用機序
消炎・鎮痛作用を示す薬物(非ステロイド性抗炎症薬)	アスピリン, ジクロフェナクナトリウム, メフェナム酸, ロキソプロフェン, アセトアミノフェン	シクロオキシゲナーゼを抑制し, プロスタグランジン, トロンボキサンA₂の合成を阻害する.
抗ウイルス作用を示す薬物(抗ウイルス薬)	アシクロビル	単純ヘルペスウイルスに有効
	オセルタミビル, ザナミビル	A型, B型インフルエンザウイルスに有効
全身麻酔薬(静脈内麻酔薬)	バルビツール酸系(チオペンタール, チアミラール)プロポフォール, ケタミン	中枢神経系を抑制
全身麻酔薬(吸入麻酔薬)	亜酸化窒素(笑気), セボフルラン, イソフルラン	中枢神経系を抑制
鎮静薬, 抗不安薬	ベンゾジアゼピン系(ジアゼパム, フルニトラゼパム)	中枢神経系を抑制
鎮痛作用を示す薬物(麻薬性鎮痛薬)	モルヒネ, フェンタニル, ペチジン	オピオイド受容体に作用し, 鎮痛作用を示す.
抗菌薬	βラクタム系(ペニシリン系, セフェム系)	細菌細胞壁合成阻害
	マクロライド系(クラリスロマイシン, アジスロマイシン)	細菌タンパク質合成阻害
	テトラサイクリン系(テトラサイクリン, ミノサイクリン)	
	アミノグリコシド系(ストレプトマイシン, カナマイシン)	
	クロラムフェニコール	
	ニューキノロン系(オフロキサシン, ガチフロキサシン)	DNA合成阻害

局所性止血薬(外用止血薬)	
吸収性止血薬	吸収性ゼラチンスポンジ, 酸化セルロース, アルギン酸ナトリウム
血液凝固因子製剤	トロンビン
血管収縮薬	アドレナリン
収斂薬	タンニン酸, 塩化第二鉄
全身性止血薬	
血液凝固促進薬	フィブリノーゲン製剤, ビタミンK
血管強化薬	アドレノクロム製剤, ビタミンC(アスコルビン酸)
抗プラスミン薬	トラネキサム酸, ε-アミノカプロン酸

◉ 参考文献 ──────────

1) 全国歯科衛生士教育協議会監修：歯科衛生学シリーズ　人体の構造と機能1　解剖学・組織発生学・生理学. 医歯薬出版, 東京, 2022.

2) 全国歯科衛生士教育協議会監修：歯科衛生学シリーズ　歯・口腔の構造と機能　口腔解剖学・口腔組織発生学・口腔生理学. 医歯薬出版, 東京, 2022.

3) 全国歯科衛生士教育協議会監修：歯科衛生学シリーズ　疾病の成り立ち及び回復過程の促進1　病理学・口腔病理学. 医歯薬出版, 東京, 2023.

4) 全国歯科衛生士教育協議会監修：歯科衛生学シリーズ　疾病の成り立ち及び回復過程の促進3　薬理学. 医歯薬出版, 東京, 2023.

5) 大地陸男：生理学テキスト　第5版. 文光堂, 東京, 2007.

6) 全国歯科衛生士教育協議会監修：歯科衛生学シリーズ　人体の構造と機能2　栄養と代謝. 医歯薬出版, 東京, 2023.

7) 全国歯科衛生士教育協議会監修：歯科衛生学シリーズ　疾病の成り立ち及び回復過程の促進2　微生物学. 医歯薬出版, 東京, 2023.

8) 大地陸男：生理学テキスト　第5版. 文光堂, 東京, 2007.

9) ICHG研究会編：歯科医療における国際標準感染予防対策テキスト　滅菌・消毒・洗浄. 医歯薬出版, 東京, 2022.

歯科衛生士国家試験 直前マスター①
チェックシートでカンペキ！基礎科目
令和4年版出題基準対応　　　　　ISBN978-4-263-42316-5

2023年 9 月25日　　第1版第1刷発行
2024年 6 月10日　　第1版第2刷発行

編　集　歯 科 衛 生 士
　　　　国試問題研究会

発行者　白　石　　泰　夫

発行所　医歯薬出版株式会社

〒113-8612　東京都文京区本駒込1-7-10
TEL. (03) 5395-7638 (編集)・7630 (販売)
FAX.(03) 5395-7639 (編集)・7633 (販売)
https://www.ishiyaku.co.jp/
郵便振替番号 00190-5-13816

印刷・真興社／製本・愛千製本所

乱丁，落丁の際はお取り替えいたします．
© Ishiyaku Publishers, Inc., 2023.　Printed in Japan

歯科衛生士国家試験
直前マスター
チェックシートでカンペキ！

**令和4年版
出題基準
対応**

歯科衛生士国試問題研究会　編

① **基礎科目**
  - A5 判／ 220 頁
    定価 2,970 円（本体 2,700 円＋税 10%）
    ISBN978-4-263-42316-5

② **社会歯科**
  - A5 判／ 120 頁
    定価 2,420 円（本体 2,200 円＋税 10%）
    ISBN978-4-263-42317-2

③ **臨床科目**
  - A5 判／ 240 頁
    定価 3,300 円（本体 3,000 円＋税 10%）
    ISBN978-4-263-42318-9

④ **主要三科**
  - A5 判／ 368 頁
    定価 4,950 円（本体 4,500 円＋税 10%）
    ISBN978-4-263-42319-6

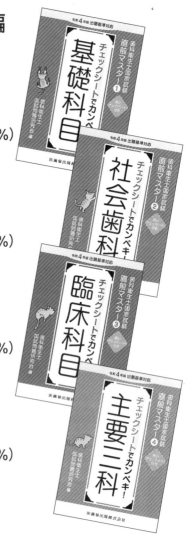